# Konzepte der Humanwissenschaften

**Helen I. Bachmann**

# Malen als Lebensspur

Die Entwicklung kreativer
bildlicher Darstellung.
Ein Vergleich mit den frühkindlichen
Loslösungs- und
Individuationsprozessen

**Klett-Cotta**

Klett-Cotta

Printed in Germany
Umschlag: Klett-Cotta-Design
Auf säure- und holzfreiem Werkdruckpapier
gedruckt und gebunden von Ludwig Auer, Donauwörth
Fünfte Auflage, 1993

Die Deutsche Bibliothek – CIP-Einheitsaufnahme
*Bachmann, Helen I.:*
Malen als Lebensspur: die Entwicklung
kreativer bildlicher Darstellung; ein Vergleich mit den
frühkindlichen Loslösungs- und Individuationsprozessen/
Helen I. Bachmann. – 5. Aufl. –
Stuttgart: Klett-Cotta, 1993
(Konzepte der Humanwissenschaften)
ISBN 3-608-95401-5

Wir sind, aber wir haben uns nicht,
also werden wir erst.
Ernst Bloch

# Inhalt

# Einleitung

Im Zusammenhang mit vielen gestaltenden Aktivitäten ist heute oft von spontanem oder kreativem Ausdruck die Rede – so in der Kindererziehung, auf dem Gebiet der Freizeitgestaltung und vor allem auch in der Psychotherapie.

Es ist populär geworden, spontan und kreativ zu sein, sich spontan und kreativ auszudrücken. Man glaubt vom selben zu reden, dasselbe zu tun, aber bei näherem Hinhören und Hinsehen zeigt sich, daß diese Begriffe doch ganz unterschiedlich interpretiert werden.

Wenn ich mich in der vorliegenden Arbeit mit einer Untersuchung der kindlichen Kreativität beschäftige, muß ich mich daher zunächst um eine Abgrenzung und Definition der Begriffe »kreativ«, »spontan« und »Ausdruck« bemühen. Ich möchte damit klarstellen, in welchem gedanklichen Kontext diese Untersuchungen stehen, und werde zudem ausführlich beschreiben, wie der praktische Rahmen für ein kreatives bildliches Darstellen aussieht – eine Aktivität, die ich »freies Malen« nennen möchte. Ich finde es wichtig, genau auf diese Hintergründe einzugehen, wenn ich den Anspruch erhebe, ich hätte es mit »echten« Kinderbildern zu tun. Echte kindliche Darstellung scheint immer mehr verlorenzugehen, denn das spontane kindliche Schaffen wird von einer Schwemme klischeehafter Vorlagen verdrängt oder verschüttet – angefangen von den Malvorlagen bis zu den Computerzeichnungen der Trickfilme.

Der praktische Ausgangspunkt für diese Betrachtungen ist das Malatelier, wie Arno Stern es entwickelt hat, mit seiner genau definierten Aktivität des freien oder spontanen Malens. Mit seinen konstanten Bedingungen stellt das Atelier einen soliden Rahmen für meine Untersuchungen dar; die wechselnden Phänomene des Ausdrucks offenbaren sich aufgrund der konsequenten Forderung Arno Sterns nach eigenem Schaffen. Es hat mich immer fasziniert, wie sich auf diesem Hintergrund die Individualität des einzelnen Malenden herausformt und wie zugleich sein Teilnehmen an einem archetypischen formalen Erfahrungsschatz sichtbar wird.

Ich bin während meiner Beobachtungen schließlich zu der Gewißheit gekommen, daß es sich bei diesem Erfahrungsschatz um ontogenetische Grundbedingungen der psychophysischen Entwicklung handeln muß, da alle Kinder der gleichen Altersstufe ähnliche Phänomene zum Ausdruck bringen.

Ich versuche nun diese Phänomene zu ordnen, indem ich meiner Hypothese folge, daß sich der bildliche Ausdruck des Kindes phasenspezifisch auf den von Margaret Mahler beschriebenen Loslösungs- und Individuationsprozeß bezieht.

Meine Hypothese ist weiterhin, daß Kreativität die Individuation des Menschen fördert und unterstützt. Wenn nach Margaret Mahlers Theorie das kleine Kind im Augenblick seiner Geburt zunächst einmal rein physisch da ist, dann heißt das: es muß sich im Laufe eines hochkomplizierten Entwicklungsweges die Funktionen für seine »psychische Geburt« erst noch erwerben. Es muß sich gewissermaßen selbst einholen. Das Kind ist zwar geboren, aber es kann noch nicht richtig an seiner Umwelt teilnehmen.

Meine Beobachtungen des darstellenden Kindes führen zu einem ganz ähnlichen Ergebnis. Das drei- oder vierjährige Kind hinterläßt zeichnend zwar schon Spuren auf einer Unterlage, aber es kann noch nicht darstellen. Erst im Laufe der kreativen Entwicklung erwirbt es die Fähigkeit darzustellen und sich altersadäquat auszudrücken. – Diese Spannung zwischen »schon« und »noch nicht« scheint mir Lebensprinzip zu sein. Und was man so kristallklar am ersten Entwicklungsabschnitt beobachten kann – die Diskrepanz zwischen »Sein« und »Sichhaben«, wie Ernst Bloch das nennt –, scheint mir Muster zu sein für die Bewegungen des menschlichen Entwicklungsprozesses überhaupt. Immer wieder gibt es Phasen, in denen wir etwas »schon« und »noch nicht« sind, und wir müssen uns dahin entwickeln, daß wir unsere jeweiligen Möglichkeiten auch wirklich ganz ausschöpfen. Wir sind zum Beispiel Mutter oder Vater geworden, müssen uns aber in einem Entwicklungsprozeß erst ein Bewußtsein für die Bedeutung des Vater- oder Mutterseins erwerben. Das heißt: Wir sind immer wieder auf dem Weg, etwas zu werden – uns zu werden. Wie das gelingt, hängt auch davon ab, welche schöpferischen Kräfte wir zur Verfügung haben und einsetzen können.

Ich gehe bei meiner Untersuchung von der praktischen Erfahrung aus, die ich in zehnjähriger Tätigkeit als Leiterin eines Malateliers sammeln konnte. Diese Tätigkeit gab mir Gelegenheit, vielfältige schöpferische Prozesse zu beobachten und zu begleiten, und sie hat mich immer wieder gezwungen, mir über die Zielsetzungen des spontanen Malens klarzuwerden. Deshalb ist es mir auch wichtig, den Begriff der Kreativität aus der Inflation herauszuheben, in die er im vergangenen Jahrzehnt geraten ist, und ihm seine tiefe und ursprüngliche Bedeutung für das menschliche Leben zurückzugeben.

Andererseits bin ich durch die intensive Beschäftigung mit der Entwicklungspsychologie, vor allem mit den Arbeiten Margaret Mahlers, dazu gekommen, mich mit den entwicklungsgeschichtlichen Hintergründen des schöpferischen Darstellens von Kindern auseinanderzusetzen und so ihre Bilder zu verstehen. Durch die Beobachtung, daß sich die Phänomene der kindlichen Darstellung weitgehend gleichen, begann ich einen Zusammenhang zwischen dem Darstellen und dem von Margaret Mahler beschriebenen stufenförmigen Loslösungs- und Individuationsprozeß zu ahnen.

Ich werde zunächst versuchen, die oben genannten Begriffe zu klären. Dann soll die Aktivität des spontanen Malens, die unlösbar mit ihrem Umfeld, dem Atelier, verknüpft ist, genau beschrieben werden. In einem weiteren Schritt möchte ich die Phänomene der kindlichen Darstellung, wie sie sich stufenweise entwickeln, in Beziehung zu Margaret Mahlers entwicklungspsychologischem Modell setzen. In einem letzten Kapitel werde ich dann näher auf die Bedeutung des kreativen Ausdrucks für den einzelnen Menschen eingehen. Wenn kreativer Ausdruck den Individuationsprozeß unterstützt, muß man annehmen, daß er für das ganze Leben des Menschen von Bedeutung ist, denn der Individuationsprozeß kommt nie völlig zum Abschluß.

Wenn ich mit dieser Arbeit eine Verbindung zwischen der Entwicklung der darstellenden Fähigkeiten des Kindes und der psychoanalytischen Entwicklungspsychologie herzustellen versuche, so tue ich das in der Hoffnung, daß dadurch beide eine Bereicherung erfahren.

Und wenn es mir gelingt, die Sensibilität der Menschen, die mit Kindern zu tun haben – wie Eltern, Kindergärtnerinnen und Erzieher, Psychologen, Kinderärzte und Sozialarbeiter –, für den freien schöpferischen Ausdruck der Kinder ein wenig zu schärfen, so daß sie seinen Manifestationen verständnisvoll und schützend begegnen können, dann ist das wichtigste Ziel meiner Arbeit erreicht. Von speziellem Interesse mag die Arbeit auch für jene Leser sein, die im pädagogischen oder psychotherapeutischen Bereich mit gestaltenden Mitteln arbeiten und dabei bereits die Erfahrung der bewußtseinsfördernden Kraft des bildhaften Gestaltens gemacht haben.

Ich danke Frau PD Dr. Verena Kast und Herrn Prof. Norbert Bischof von der Universität Zürich für ihr Interesse und die Unterstützung bei dieser Arbeit. Vor allem aber bin ich meiner langjährigen Atelier-Kollegin Verena Lunin für die intensive Zusammenarbeit, die mir wertvolle Anregungen und Bestätigungen gab, zu großem Dank verpflichtet.

# Zum Begriff »kreativ«

Ziel dieser Arbeit ist es zu untersuchen, wie die Phänomene kindlicher Darstellung aussehen, während sich die Kreativität entwickelt, und wie diese Phänomene zum Loslösungs- und Individuationsprozeß in Beziehung stehen. Es ist mir wichtig, die zu dieser Untersuchung gehörenden Rahmenbedingungen zu Beginn zu klären, vor allem auch die Bedeutung des Begriffs der Kreativität, denn die untersuchten Phänomene der kindlichen bildlichen Darstellung sind Ergebnis einer ganz bestimmten Aktivität: des Malens in einem Malatelier. Sie sind nicht losgelöst davon zu betrachten.

Dieses Bemühen um eine genaue Beschreibung der Rahmenbedingungen ist deshalb unumgänglich, weil es »die Kinderzeichnung« fast schon nicht mehr gibt; jedenfalls ist eine von einem Kind angefertigte Zeichnung nicht – oder schon lange nicht mehr – eo ipso eine »Kinderzeichnung«. Ich würde an eine Kinderzeichnung den Anspruch stellen, sie solle spontan und eigenschöpferisch sein – inspiriert von eigenem Erleben.

Unter unseren heutigen Umweltbedingungen ist es einem Kind aber kaum mehr möglich, dieser ihm an sich ja angemessenen Erwartung zu entsprechen. Die Reizüberflutung ist so stark, daß wir auch psychisch zu Konsumenten geworden und dadurch an der Formulierung oder Darstellung eigener Aussagen verhindert sind. Kinderbilder heute – und da kann man hinschauen, wohin man will, in die Kindergärten, Krankenzimmer, Spielzimmer – reproduzieren meistens etwas, das in Comics, Werbung, Trickfilmen vorgezeichnet ist. Wer am besten nachzeichnen kann, wird als begabt eingestuft. – Es geht mir hier nicht ums Polemisieren – ich habe durchaus meine Freude an Comics –, es geht mir aber um den Begriff der Kreativität. Reproduzieren hat allenfalls etwas mit exakter Wahrnehmungs- und Wiedergabefähigkeit zu tun, nichts aber mit dem wirklich Schöpferischen.

Ungeachtet dieser Situation ist man gerade heute zu der Ansicht gekommen, jeder Mensch sei kreativ. Auch in der Kreativitätsforschung ist man sich darüber einig, daß die Zeiten des Genies vorbei sind. Wir glauben nicht mehr daran, daß es die geistigen Höhenflüge einzelner Gelehrter oder Künstler seien, die die menschliche Entwicklung voranbringen, vielmehr gehen wir davon aus, daß jeder Mensch kreativ sein kann.

Damit ist das Phänomen Kreativität herausgelöst aus Spezialgebieten, wie etwa dem Bereich der Kunst, und wir stellen mit Matussek fest, »daß eine chemische Entdeckung mit einem Roman oder eine Komposition mit einer fruchtbaren Berufsentwicklung mehr Gemeinsamkeiten haben als man zunächst anzunehmen geneigt ist«.[1]

Dieses allen kreativen Leistungen Gemeinsame legt nahe, daß Kreativität ein Persönlichkeitsmerkmal sein muß, das die Lebensgestaltung und Lebensbewältigung grundlegend mitbestimmt: anders ausgedrückt, wir können von einem kreativen Potential sprechen, das in jedem von uns vorhanden ist und aktiviert werden kann. Ähnliche Überlegungen haben z. B. Carl Rogers dazu geführt, sich bei seinen therapeutischen Bemühungen auf die Entwicklung der Persönlichkeit zu konzentrieren. Und besonders in der Psychologie C. G. Jungs steht die Kreativität im Zentrum; sie wird als die Kraft angesehen, welche das Individuum zu seiner Entfaltung treibt.

Verbunden mit dem Ziel der Entwicklung der Persönlichkeit, das heißt, der Entwicklung von Selbstsicherheit, Selbstbestimmung und aktivem Teilnehmen am Leben, ist die Erkenntnis, daß Kreativität etwas Übertragbares ist. Dem Menschen, der auf einem Gebiet die Erfahrung kreativen Tätigseins macht, wäre es dann auch möglich, diese Erfahrung auf andere Bereiche seines Lebens zu übertragen. Darin besteht die Hoffnung sowohl einer freiheitlichen Erziehung als auch vieler Formen von Psychotherapie. Nach Erika Landau muß »dem Individuum Freiheit und Sicherheit gewährt werden, so zu sein wie es sein kann und nicht wie es sein muß, damit es zu wirklicher Teilnahme kommt«.[2]

Die Kreativitätsforschung beschäftigt sich vor allem mit den Fähigkeiten kreativen Denkens. Matussek nennt als Kriterien für Kreativität hauptsächlich: Flüssigkeit der Ideen, Originalität, Erfindungsreichtum, Entdeckungsfreude, Lust am Außergewöhnlichen, die Fähigkeit zur Neudefinition, Intelligenz, Problemsensitivität – und weist mit Erika Landau darauf hin, daß das Gemeinsame der Kreativität in der Fähigkeit besteht, »Beziehungen zwischen vorher unbezogenen Erfahrungen zu finden, die sich in Form neuer Denkschemata als neue Erfahrungen, Ideen oder Produkte ergeben«.[3]

Ich würde in obengenannte Liste noch die folgenden Begriffe als zur Kreativität gehörend einfügen: Improvisation und Durchhaltevermögen als Überlebenstechniken und eine gewisse Unvoreingenommenheit oder auch Naivität, einmal etwas »ins Blaue hinein« zu versuchen, ohne dabei eine Zielvorstellung zu haben. Denn die einzig mögliche Lösung ist oft das Unerwartete. Um es zu erlangen, muß man in der Schwebe der Ungewißheit verharren können, ohne durch die dabei auszuhaltende Spannung tiefgreifenden Schaden zu erleiden.

Die Wurzeln der Kreativität scheinen mir tatsächlich in der Persönlichkeitsstruktur zu liegen, denn all die genannten Fähigkeiten können nur erworben werden oder frei zur Entfaltung kommen, wenn sie von Mut und Selbstvertrauen getragen werden. Ich spreche also von einer Persönlichkeit, die durch ein gesundes Urvertrauen eine unmittelbare Beziehung zu sich selbst aufbauen konnte und die daher in der Lage ist, die Richtung ihres Denkens und Handelns aus einer eigenen inneren Motivation zu beziehen. C. Rogers formuliert dies so: »Der Ursprung der Beurteilung muß von innen kommen.«[4]

Die kreative Persönlichkeit verfügt über eine komplexe Struktur, in der eine Vielzahl von Aspekten integriert sind, die ihr zur Lebensbewältigung zur Verfügung stehen. Das besagt aber auch, daß es keinen direkten Zusammenhang zwischen Intelligenz und Kreativität geben kann, denn Hochleistungen auf einem bestimmten Gebiet beruhen meist auf einer eher einseitigen, speziellen intellektuellen Begabung und nicht auf einer grundlegend kreativen Haltung. Matussek hebt dementsprechend auch deutlich hervor: »Die enge Beziehung zwischen Intelligenz und Kreativität ist nur bis zu einem Intelligenzquotienten von ungefähr 120 nachweisbar.«[5] Kreativität ist etwas anderes als Intelligenz, sie ist etwas Umfassenderes, Grundlegendes.

Wenn hier im Zusammenhang mit der Aktivität des Malens von Kreativität die Rede ist, dann ist sie als Übung im Dienste der Persönlichkeitsbildung zu verstehen. Kreative Aktivität, die solcherart persönlichkeitsbildende Erfahrungen vermittelt, bietet dem einzelnen Gelegenheit, sich selbst zu begegnen. Immer selbstverständlicher wird er dann während des Gestaltens von sich selbst ausgehen können.

Beim kreativen Malen sehen wir von allen äußeren Zielsetzungen ab. Es wird nicht das »Richtige« angestrebt, nicht die technische Perfektion, nicht das künstlerisch Ästhetische. Es geht eigentlich um etwas sehr Einfaches: um den eigenen Ausdruck – das Formulieren der Bilder, die jeder in sich trägt.

Jean Dubuffet, der sich als Künstler und als Sammler sein Leben lang mit freier Gestaltung und mit der Kunst der sogenannten Spinner auseinandergesetzt hat, prägte für die kreativen Äußerungen der Nichtfachleute den Begriff »art brut«. Er bezeichnete damit einen urtümlichen, spontanen Ausdruckswillen, dessen Reinheit gerade darin besteht, daß die Ausführenden nicht in künstlerischen Techniken ausgebildet und geübt sind.

»Kunst legt sich nicht in ein gemachtes Bett. Sie flüchtet,
sobald man sie beim Namen nennt. Sie liebt das Inkognito.«*

Dieser Scheu des echten kreativen Ausdrucks, der sich dem willentlichen künstlerischen Zugriff entzieht, ist man sich auch im Malatelier bewußt. Die Haltung des Malenden, der sich

---

* »L'art ne vient pas se coucher dans les lits qu'on a fait pour lui; il se sauve aussitôt qu'on prononce son nom: ce qu'il aime c'est l'incognito.«[6]
Dieses und alle folgenden Zitate aus dem Französischen wurden von der Autorin ins Deutsche übertragen.

intensiv auf seine Tätigkeit einstellt, ist deshalb auch wichtiger als sein Produkt.

Damit ist bereits klar zum Ausdruck gebracht, daß es sich hier nicht um das Hervorbringen »schöner Bilder« handeln kann. Im Hinblick auf die Einübung einer offenen, kreativen Haltung dem Leben gegenüber wäre das sogar kontraproduktiv, denn das Schöpferische wäre dann von vornherein zielorientiert und könnte nicht als persönliche Erfahrung allgemein wirksam werden.

Die Elemente der kreativen Haltung sind also: Unvoreingenommenheit dem eigenen Tun gegenüber, Offenheit, intensive Hinwendung zum Tun, Sammlung, Bereitschaft, sich mit den technischen Gegebenheiten und Grenzen des vorhandenen Materials auseinanderzusetzen und zu begnügen, Vertiefung in ein sich entwickelndes Thema, Durchhalten der Ausgestaltung, flüssiges Einarbeiten hinzukommender Ideen und Bildelemente, selbstvergessenes, spielerisches Vorgehen, Durchhaltevermögen in kritischen Momenten oder die Fähigkeit, formal und inhaltlich ungelöste Situationen im Bild vorübergehend auszuhalten. Das alles sind wesentliche Bedingungen für das Malen, wobei man natürlich nicht davon ausgehen kann, daß sie als Fähigkeiten bereits voll entwickelt mitgebracht werden. Sie verstehen sich als Richtpunkte, denen man sich im Verlauf der Übung immer wieder annähert und die auch von der Person, die die Übung leitet, ganz nach den Bedürfnissen des einzelnen Malenden und gemeinsam mit diesem immer wieder angepeilt werden. Wenn zum Beispiel ein ängstliches Kind, das nicht gewohnt ist, eine Linie aus freier Hand auf ein Blatt zu setzen, nach einem Lineal verlangt, wird man es zu einer spontanen Äußerung ermutigen. Oder wenn umgekehrt ein eher haltloses Kind die zur Verfügung gestellte Freiheit ausnützt und sich in flüchtiges, raumgreifendes Blätterfüllen verlieren will, wird man es zur Intensivierung seiner Pinselführung bewegen, damit es zu einer Identifizierung mit seinem Tun kommt und seine Energie sinnvoll einsetzen lernt.

Ein weiterer Gesichtspunkt zum Verständnis der Kreativität im Atelier ist der Verzicht auf eine Themenstellung. Es hat sich immer wieder erwiesen, daß Kinder und auch Erwachsene, die im Atelier malen, keine Anregung brauchen, denn jeder hat sein eigenes Thema, das während des Malprozesses geweckt und auf die Bildfläche projiziert wird. Damit grenzt sich das Malen im Atelier auch gegen Malen und Zeichnen in der Schule ab.

Wenn ich an verschiedene Therapieformen denke, die sich Gestaltungstherapie oder Maltherapie nennen, muß ich mich gegen jene abgrenzen, die das Malen als kathartisches Ausdrucksmittel benützen, es also im Sinne des Primärprozesses verwenden. Das Malen hat dann den Sinn, Affekten und Emotionen freien Lauf zu lassen und im Gefühlsausdruck sich zu befreien; es wird mit Farben geschmiert, wie anderenorts geschrien, gewütet und geschlagen wird. Das mag in gegebenem Rahmen sinnvoll sein – mit Kreativität haben solche Aktionen gar nichts zu tun.

Im Malatelier werden Energien für den Ausdruck nutzbar gemacht, sie werden durch Aktivität zur Formulierung von Inhalten geleitet. Das bedeutet eine Umwandlung der freiwerdenden Energien in Gestalt, wogegen Malen als kathartisches Ausdrucksmittel ihr eruptives Verpuffen ist.

Das Fassen und Umwandeln der Energien aber ist mit einer Bemühung verbunden wie jede Tätigkeit, von der wir seelisch profitieren wollen. Sie verlangt eine gewisse Disziplin. Und genau das ist der springende Punkt, der viele davon abhält, sich einer wirklich kreativen Übung zu unterziehen. Das hält sogar manche Eltern davon ab, Kinder in ein Malatelier zu schicken. Sie wissen nicht, daß diese Disziplin zur Natur ursprünglicher menschlicher Beschäftigung gehört, nämlich zum tiefen und ernsthaften Spiel. Verena Kast nennt das Spiel in diesem Zusammenhang einen

> ». . . Zustand aktiver Passivität. Denn ohne Aktivität des Spielenden könnte das Spiel auch nicht geschehen. In Aktivität beantwortet der Spielende, was sich ihm im Spiel bietet – ohne es aber voreilig zu qualifizieren. Spiel hier keines-

wegs im Gegensatz zu Ernst gemeint – aber Spiel im Sinne, daß nicht ein greifbarer materieller Endzweck angestrebt wird, sondern daß es ihm um sich selbst geht«.[7]

Zur Kreativität gehört also entscheidend, daß man sich nicht nur den Phantasien, dem Träumen, Assoziieren oder Empfinden hingibt, sondern daß die dabei auftretenden Inhalte realisiert werden. C. G. Jung hat immer wieder betont, wie wichtig ein solches Ausformen und Sichtbarmachen der Bildkräfte ist; sie beziehen sich auf Inhalte aus dem Unbewußten, die durch den Gestaltungsprozeß wahrnehmbare Realität werden. Durch die tätige Zuwendung zum Unbewußten, meint Jung, entstehe die Verbindung zu seiner Wirklichkeit.

»Durch die materielle Gestaltung kommt in die bloße Phantasie ein Moment der Wirklichkeit hinein, wodurch der Phantasie ein größeres Gewicht, eben größere Wirkung verliehen wird.«[8]

Im Malatelier* werden hierfür die Bedingungen geschaffen. Das ist das Beste, was man für die Kreativität tun kann, denn Kreativität selbst kann man weder lehren noch lernen; man kann aber dem, der seine Kreativität entwickeln will, möglichst freie Bahn schaffen, ». . . wie man aus einem Acker Steine herausräumt, damit das Gras besser wachsen kann, so können wir der Kreativität auch die Steine aus dem Acker räumen«.[9]

Kreativität erweist sich damit als eine Sache, die man nicht forcieren, wohl aber begünstigen kann. Und der Teil, den jeder einzelne zu ihrer Entfaltung beitragen kann, ist das disziplinierte Bemühen um sie. Ich würde sagen, es handelt sich bei der Kreativität um eine Übung.

Wie aber ist diese Übung motiviert, wo setzt sie an, was bewirkt sie? Nehmen wir »Kreativität« wörtlich: *creare* heißt sowohl zeugen als auch gebären. Zeugen und Gebären sind nicht gleichbedeutende, sondern vielmehr einander bedingende Vorgänge. Das eine beschreibt eine Bewegung nach innen, das

---

* Einige Informationen über den Begründer des Malateliers, Arno Stern, sind auf S. 149f. zu finden.

andere eine Bewegung nach außen. Ein Mensch, der kreativ ist, bewegt sich also in beide Richtungen. Er zeugt etwas und er bringt etwas zur Welt – das heißt, er inspiriert psychisches Wachstum, das dann wiederum zu schöpferischem Ausdruck führt. Kreativität hat also mit Leben zu tun, mit Bewegung, mit Umwandlung.

Das spontane Malen schöpft aus dem Unbewußten. Im Unbewußten als der Keimstätte der Kreativität sammeln sich die Erinnerungsspuren an Erleben, das nicht ins Bewußtsein vorgedrungen ist, dort stauen sich unberücksichtigte Wünsche und Affekte. Man kann sich vorstellen, daß diese Inhalte sich Ausdruck verschaffen müssen. Das schöpferische Gestalten verhilft ihnen dazu. So ist die kreative Übung eine Art »Geburtshilfe«, die den unbewußten Inhalten den Weg ins Bewußtsein ebnen hilft und so eine Harmonisierung zwischen Innen und Außen bewirkt.

Die kreative Übung hat an beiden Bereichen Anteil, am Unbewußten und am Bewußten. Sie ist Brücke zwischen Unbewußtem und Bewußtem.

Immer stärker erwacht im Verlauf der kreativen Übung die innere Motivation zur Weiterentwicklung. Jean Piaget definiert Entwicklung als immer wieder auftauchende Störungen eines Gleichgewichtes, gefolgt von dem immer wieder einsetzenden Bemühen, diese Störungen durch ein neues Gleichgewicht aufzuheben.

> »Man könnte also sagen, daß der Mensch immer und immer wieder durch die – äußerlichen und innerlichen – Veränderungen, die es auf der Welt gibt, aus dem Gleichgewicht gebracht wird und daß jede neue Verhaltensweise nicht nur darauf hinausläuft, das gestörte Gleichgewicht wiederherzustellen, sondern auch auf ein Gleichgewicht abzielt, das stabiler ist als der Zustand vor der Störung.«[10]

In diesem Sinne bewirkt die kreative Übung eine Stabilisierung des inneren Gleichgewichts.

Zuletzt möchte ich noch auf einen anderen Aspekt der Kreativität eingehen. Wenn man sie als allgemeine, jedem Menschen innewohnende Lebenskraft ansieht und sie aus jenem Bereich herauslöst, in dem sie am stärksten zur Entfaltung kommt, nämlich aus dem Bereich der Kunst, dann bedeutet dies, daß auch ein paar Worte über den Gestaltungsprozeß gesagt werden müssen.

Im Malatelier wird gemalt; die Malenden benützen das Material des Künstlers, Pinsel und Farben, sie bemühen sich um Gestaltung, um eine sensible Führung des Malpinsels. Und doch haben die Ausdrucksfähigkeiten, wie sie im Atelier gefördert werden, nichts mit denjenigen zu tun, welche ein Künstler sich aneignen muß, wenn er ein Kunstwerk gestalten will. Ich denke etwa an das genaue Erfassen der Erscheinungen, ihre realistische oder abstrakte Darstellung, Sinn für die Wirkungen von Farbe und Form und vieles mehr. Der Künstler braucht, neben diesen erlernbaren Fähigkeiten, für seine Arbeit eine Begabung, eine visionäre Betrachtungsweise und eine starke sinnliche Qualität seines Erlebens.

> »Der Künstler muß sich«, sagt Rudolf Arnheim, »ein Bild von der beabsichtigten Form machen. Er muß die erstehende Form nach Maßgabe der gewünschten Verhältnisse beurteilen und dann seine Hände und Werkzeuge entsprechend lenken.«[11]

Solches Vorgehen greift gestaltend in die Natur ein. Es ist dem Künstler möglich, die Dinge aus ihrem angestammten Zusammenhang herauszunehmen und nach seiner subjektiven Betrachtungsweise wieder neu zusammenzusetzen. Und zwar so, daß der Betrachter daran teilnehmen kann. Für den Künstler ist der Gestaltungsvorgang Arbeit. Er packt sein Thema an und bewältigt es als seinen Stoff. Er vermag durch diesen Arbeitsvorgang den Stoff, so subjektiv dessen Ausgestaltung auch sein mag, objektiviert vor sich hinzustellen. Das Ergebnis ist ein von ihm losgelöstes Werk. Und dieses Werk steht als Ziel im Zentrum seines Schaffens.

Beim Malen als einer kreativen Übung, die keinerlei Begabung voraussetzt, sind all diese Kriterien nicht relevant. Es geht im Malatelier viel weniger um eine Arbeit, die sich sinnlich oder intellektuell an der Außenwelt orientiert, sondern es geht vielmehr um eine »Ausstülpung«. Man könnte dies vielleicht mit einer Muschel vergleichen, die ihre Form ja durch die Ausscheidungen aus ihrem Organismus aufbaut. Ganz ähnlich wie ein solch elementarer Gestaltungsprozeß ist auch das Malen als kreative Übung zu verstehen. Es kommt genauso direkt und unreflektiert aus dem inneren Zentrum der Person. Was wir dazu tun können, ist vor allem: es zulassen.

Obschon es sehr wichtig ist, deutlich auf die Unterschiede hinzuweisen, ist das Vorgehen des Künstlers doch nicht völlig andersartig. Denn auch der Künstler hat teil am unbewußten, sich selbst formenden Ausdruck der Person. Paul Valéry sagt in diesem Zusammenhang: »Man könnte eine ganze Philosophie daraus ableiten, die ich so zusammenfassen möchte: Das eine Mal denke ich, das andere Mal bin ich.«[12] Dann nämlich, wenn der Künstler nur »ist«, schafft er das, worüber er später selbst nur staunen und nachdenken kann.

Es lohnt sich, einen Augenblick bei der Aussage Valérys zu bleiben. Ich möchte versuchen, ihren Sinn im Zusammenhang mit der Arbeitsweise des Künstlers zu deuten. Wenn der Künstler zum einen »ist« und zum anderen »denkt«, dann sind Sein und Denken nicht zwei einander bedingende, sondern zwei polar entgegengesetzte Seinsweisen, zwischen denen der Künstler hin und her wechseln kann. Das heißt, er ist nicht, wenn er denkt, und er denkt nicht, wenn er ist. Was aber bedeutet das in bezug auf den kreativen Prozeß?

Der Zustand, der hier mit Sein bezeichnet wird, ist die Phase, in der der Künstler völlig in den Schaffensprozeß versunken ist, in der er sich selbstvergessen mit seinem Tun identifiziert, so, daß er ganz in seiner Arbeit »aufgeht«. Kurz, er ist, was er tut. Er ist.

Dann aber taucht er aus diesem Zustand der Versunkenheit in sein Schaffen wieder auf und kann mit kritischen Augen aus der nötigen Distanz sein Werk betrachten, er kann darüber reflektieren. Dies ist ein qualitativ ganz anderer Zugang zu seiner Arbeit als vorher. Nur durch das Denken aus kritischer

Distanz wird dem Künstler der bewußt formende und korrigierende Zugriff auf sein Werk möglich. Er braucht jedoch beide Möglichkeiten, damit sein Werk ein Kunstwerk werden kann.

Der Malende im Atelier, der eine kreative Übung ausführt, will mit seiner Aktivität zunächst einmal etwas Grundlegendes erfahren: Er sucht durch die kreative Übung den Kontakt zu sich selbst. Sie ermöglicht ihm Versinken und Selbstvergessen und gibt ihm Gelegenheit, die Motivation für sein Dasein und Tun wieder bei sich selber zu finden. Von da aus erwächst seinem Ich Sicherheit.

Für die kreativen Äußerungen des Nichtkünstlers ist dieser Aspekt des Schaffens der wesentliche. Das Malen im Atelier steht daher auf jeden Fall den unreflektierten organischen Prozessen näher als der Kunst als bewußt formendem Prinzip. Das entstehende Bild ist nicht losgelöstes Ergebnis eines schöpferischen Aktes, sondern vorläufige Station auf einem Entwicklungsweg.

In der kreativen Übung, wie wir sie verstehen, ist dieser Weg das Entscheidende – nicht das Ziel. Oder man könnte sagen: Weg und Ziel sind eins.

# Zum Begriff »spontan«

Wenn hier im Zusammenhang mit dem Malen von Spontaneität gesprochen wird, dann ist damit in erster Linie eine gewisse Unvoreingenommenheit dem Tun gegenüber gemeint, auch eine offene Einstellung dem sich entwickelnden Bild gegenüber, die auf vorherige Konzeptualisierung oder Festlegung durch Vorentwürfe verzichten kann. Spontan bedeutet hier, ähnlich wie in der humanistischen Psychologie, zum Beispiel bei Rogers oder Perls, ein Ausgehen vom Hier und Jetzt.

Wenn ich male, dann zählt vor allem mein Bewußtsein, daß ich jetzt da bin, vor dem Blatt stehe, mit Hingabe und Sorgfalt tue, was zu tun ist, nämlich den Pinsel in die Farbe eintauchen und aufsetzen und eine Spur ziehen. Dabei interessieren mich nicht Bilder, die mir vielleicht gestern oder vorgestern in der Phantasie oder im Traum durch den Sinn gegangen sind, sondern nur, was im Augenblick an Empfindung, an innerer Bewegung in meinem Erleben ist. Ich kann mit dieser Einstellung eine gedankliche Kontrolle ethischer oder ästhetischer Art weitgehend ausschalten. Ich erreiche dann eine authentische Tiefe meines Erlebens, das ich noch nicht oder überhaupt nicht in Worte fassen kann. Zum Beispiel ist es mir möglich, ein allesverzehrendes Feuer zu entfachen, das in solcher Intensität in der Realität nie zugelassen werden könnte, weil es verheerende Folgen hätte, und das, wenn ich es auch noch so drastisch mit Worten beschreiben würde, doch nie solche Kraft entfalten könnte, wie sie sich in der symbolischen Darstellung manifestiert.

Die Definition des Begriffs »spontan« wird also hier im Zusammenhang mit der kreativen Aktivität gesehen. Die Vorstellung eines Feuers kann zwar durchaus auch als Gedanke spontan durch den Kopf gehen, es wird dadurch aber nichts bewirkt.

»Spontan« im Hinblick auf das kreative Gestalten heißt auch, daß es sich dabei um ein aktuelles Erleben handelt. Es ist zum Beispiel überhaupt nicht spontan und meiner Ansicht nach auch nicht kreativ, wenn man einem Eindruck nachjagt, der vorbeigeflogen ist, wenn man ein Bild, das man gesehen hat, im nachhinein einzufangen versucht, etwa einen schönen Baum; und ich halte es auch nicht für spontan und kreativ, wenn man für einen bestimmten Seelenzustand ein Bild »sucht«, um diesem gestalteten Ausdruck zu verleihen.

Ich halte es im Sinne einer spontanen kreativen Darstellung hingegen für grundlegend, daß der Malende in tiefer Sammlung und Konzentration sich auf das bloße Tun während des Gestaltungsprozesses beschränkt. Nur in dieser Bescheidenheit, die kein anderes Ziel hat, als alles Nötige richtig und liebevoll zu tun, eröffnet sich uns der Zugang zu einem wahrhaftigen inneren Erleben. Dann haben auch jene Anteile des Erlebens oder Träumens von gestern, die noch wach und für uns bedeutsam sind, die beste Möglichkeit, Gestalt zu werden. Ein suchender, erzwungener Zugriff wird diese Inhalte eher vertreiben oder durch oberflächliche, klischeehafte Darstellungen kaschieren. So wird etwa das Bild eines durchbohrten Herzens, mit dem ich meinen Liebeskummer zum Ausdruck bringen will, nicht an meine tieferen Gefühle herankommen. Malende, die glauben, sich auf diese Weise ausdrücken zu können, fertigen bestenfalls eine Illustration ihres Seelenzustandes an.

Für spontanes Malen ist, so paradox das klingen mag, Disziplin notwendig, Disziplin, die zu einer meditativen Haltung während des Malens führt und die Vorbedingung für Spontaneität ist. Auf diese Weise können auch neu auftauchende Erlebensinhalte fortlaufend in den Prozeß des Malens integriert werden, und das Bild formt sich diesem Erleben entsprechend aus.

Zum spontanen Malen gehört nicht nur, daß es aus »freiem Herzen« kommt, es gehört auch dazu, daß es aus »freier Hand« kommt, aus freier Haltung. Das heißt: Nur eine Arbeitsweise, die das Malen auch als Körperausdruck versteht, kann spontan sein. Wenn man vor dem Bild steht, anstatt gekrümmt mit aufgelegtem Arm am Tisch zu sitzen, ist viel eher die Möglichkeit gegeben, Schwingungen und Körpervibrationen, welche seelisches Erleben begleiten, mit in die Gestaltung fließen und diese sogar durch sie entscheidend mitbestimmen zu lassen. Das Atmen, das Gehen, das Arbeiten aus beweglichen Handgelenken heraus sind dabei wesentliche Faktoren.

Spontan malen bedeutet schließlich nichts anderes, als daß zwischen dem Malenden und seinem Bild ein unmittelbarer Zusammenhang besteht.

Wie aber kommt diese Unmittelbarkeit während des Malens zustande?

Der Malpinsel ist nicht nur ein Instrument, er wird zur Verlängerung der Hand und paßt sich deren Bewegungen sensibel an. Das Phänomen, welches diese direkte Verlängerung zuläßt, wird von dem Gestaltpsychologen Wolfgang Metzger als Permeabilität des Körperichs beschrieben. Das bedeutet, daß der Körper in der Lage ist, seine Grenzen empfindungsmäßig »nach draußen« zu verlagern. Es ist genau dieses Phänomen, das uns auch gestattet, mit dem Auto durch den dichtesten Verkehr zu gelangen, ohne die anderen Fahrzeuge dauernd zu rammen. Es ist so, als spüre der Autofahrer seine Körpergrenze in der äußersten Hülle der Karosserie. – Für das Malen bedeutet dies eine Verlagerung der Körpergrenze aus der Hand hinaus in die Spitze des Pinsels. Dort nämlich stellt der Malende Kontakt mit der Umwelt her. Dort, an der Peripherie, findet der Austausch zwischen innen und außen statt. Durch einen winzigen Punkt, die feine Spitze eines Pinsels, der allein die Berührung mit der Unterlage erlaubt, fließt die ganze Energie des Malenden in sein Tun. Der Ausdruck des Erlebens wird solchermaßen kanalisiert und gebündelt, und jede Linie, die auf dem Blatt erscheint, ist dann auch wirklich Lebensträger.

Jolande Jacobi nennt diesen Vorgang ganz drastisch einen »psychischen Aderlaß« und fügt hinzu:

> ». . . in ihm vollzieht sich eine Verwandlung, in dem Ungestaltetes in Gestaltetes übergeführt wird. Eine Libidoumsetzung, die sich formend formt.«[13]

# Zum Begriff »Ausdruck«

Im Malatelier ist mit »Ausdruck« ein Phänomen gemeint, das an einen ganz bestimmten Ort und an ein dort stattfindendes Tun gebunden ist.

Arno Stern sagt:

»Eigentlich beginnt alles mit einem Ort: ein kleiner Raum von eigener Atmosphäre, in dem sich eine Aktivität abspielt, unter der sich die Leute ›draußen‹ nichts vorstellen können. Eine Aktivität, die einem Ritus gleicht.«*

Das klingt geheimnisvoll. In Wirklichkeit aber handelt es sich bei dieser Aktivität um etwas sehr Natürliches, um den Vorgang nämlich, seiner Individualität in einer Gestaltsprache Ausdruck zu verleihen. Diesem Vorgang oder Bedürfnis wird an einem speziellen Ort, eben dem Atelier, Gelegenheit geboten.

Durch die Anforderungen einer stark mechanisierten und organisierten Umwelt, welche die reine Zweckdienlichkeit von Handlungen verfolgt, ist dieses Bedürfnis und die Fähigkeit, ihm nachzugeben, verschüttet worden oder ganz verlorengegangen.

Der Ritus im Atelier, das heißt ein gewisses Vorgehen, eine Bereitschaft zur zweckfreien Initiative, soll diese Fähigkeit wiedererwecken, indem ihr Zeit und Gelegenheit eingeräumt wird.

Man könnte vom Ausdruck auch als von einem Organ der Belebung und Selbstreinigung sprechen, durch das der Mensch psychisch atmet, von einem Organ der Erneuerung, durch das seine Empfindungen an die Oberfläche getragen und umgewandelt werden.

---

* »... je dirai que tout commence par un lieu: une petite salle à l'ambience ètrange, dans laquelle se déroule une activité quelque peu mystérieuse et dont les gens ›de l'extérieur‹ ne peuvent même pas imaginer l'existence. Une activité qui ressemble à l'accomplissement d'un rite.«[14]

»Der Ausdruck schöpft sie aus dem Unbewußten und projiziert sie, indem er Bilder schafft, ins Gegenwärtige. Er belebt dadurch Vergangenes neu, das nicht tot, sondern nur vergessen war.«*

Diese Reinigung, die eine Herausstellung seelischer Inhalte bedeutet, ist, wie schon gesagt, nur möglich durch den Prozeß der Gestaltung. Ausdruck setzt ein Erleben ins Bild um.

Ausdruck im Sinne des spontanen Malens läßt sich daher auch nicht als Ausdruck im Dienste der Kommunikation verstehen. Er ist nicht wie die Gestik oder die Sprache als Informationsträger und -übermittler zu verstehen, sondern vielmehr als Äußerung von inneren Bewegungen oder Inhalten, die an keine fremde Adresse gerichtet sind.

Der Malende malt also nicht für mich, die Leiterin, ein Bild – er malt es allein für sich. Er selbst ist Sender und Empfänger der ausgedrückten Botschaften. Der Prozeß des Malens verwikkelt ihn in einen Dialog, der das Unbewußte und das Bewußte miteinander konfrontiert. Und aus dieser Begegnung entwikkelt sich die Gestalt des Bildes.

Im Schutz des Ateliers, das mit seinen Bedingungen, auf die ich noch genauer eingehen werde, diesen Dialog begünstigt, verlernt der Malende bald, sich so zu verhalten, als müsse er Außenstehende durch Mitteilungen berücksichtigen. Kinder, die zum Beispiel anfänglich das obligate Blumenbild zum Geburtstag der Patentante malen wollen oder die sich ständig versichern, ob der Atelierleiter auch bewundert und lobt, lernen darauf verzichten, sobald sie gewahr werden, daß man sich hier in Ruhe und ungestraft ins Eigene zurückziehen darf. Es ist ein Zeichen von wachsender persönlicher Stärke, wenn ein schüchternes oder sehr gehorsames Kind auf eine kritische Bemerkung erwidern kann: »Wenn ich meinem Elefanten sechs Beine male, dann geht dich das gar nichts an.«

---

* »L'expression les puise dans la mémoire non-consciente et les projette dans le présent, créant des images pour les incarner, faisant revivre un passé jamais détruit, seulement oublié de notre conscient.«[15]

Der Prozeß des Sich-Ausdrückens läßt sich tatsächlich am ehesten mit dem kindlichen Spiel vergleichen. Denn so, wie das spielende Kind tiefernst in seiner psychischen Wirklichkeit versunken ist, bewegt sich der Malende in seinen Phantasien und Projektionen, für die das Malblatt uneingeschränkten Raum bietet. Man könnte in diesem Zusammenhang auch von einem narzißtischen Rückzug mit autistischen Zügen sprechen.

Gerade heute, angesichts der stark auf körperliche und intellektuelle Entwicklung bedachten Erziehung, scheint es mir dringend notwendig, auf die Bedeutung gerade jener Augenblicke hinzuweisen, in denen sich das Kind der Kontrolle seiner Erzieher entzieht. Denn diese Augenblicke geben ihm Gelegenheit, zu sich selbst zu kommen, und bedeuten viel für seine seelische Entwicklung.

Bildlicher Ausdruck entwickelt sich prozeßhaft, er wird durch den Akt des Malens in Gang gesetzt und entwickelt dann eine Eigendynamik. Ein kleiner Junge malte im Atelier eines Tages folgendes Bild:

Ein Mann geht spazieren. Rundherum wird es grün, eine Wiese mit Blumen entsteht. Durch die Wiese schlängelt sich der Weg zu einem Haus. Der Mann ist jetzt auf den verschiedenen Etappen des Weges sichtbar. Aus dem Schornstein des Hauses steigt Rauch auf und zieht am Himmel eine verschlungene Spur. Dann beginnt es zu regnen. Dichter und dichter werden die grauen Tropfen am Himmel und auf der Erde. Das geht so weit, daß schließlich nur noch Regen da ist, das heißt, vor dem Kind hängt ein vollkommen grau gewordenes Blatt. Der Junge sagt strahlend: »Jetzt ist mein Bild fertig.«

Was ist passiert? Das Kind hat sein Erleben ausgedrückt ohne Rücksicht auf das Bild. Es hat sich in den einzelnen Stadien des Bildes aufgehalten, solange diese für es interessant waren. Die Phasen seines Erlebens haben sich übereinandergelagert, weil es ihm nicht wichtig war, die einzelnen Stadien zu erhalten und für eine andere Person sichtbar zu machen. Im Atelier hat niemand gerufen: »Hör auf, das Bild ist jetzt schön!«

Im Gegenteil – im Atelier wird auf jeden Eingriff dieser Art bewußt verzichtet, denn man weiß, daß sich ein Malender oft durch viele Etappen zu seinem eigentlichen Ausdrucksbedürfnis hin durcharbeiten muß. Wer die Hingabe dieses Kindes erlebt hat, das Hunderte von Wassertropfen malte, der wird nicht daran zweifeln, daß es mit der ganzen Vorgeschichte nur eine Situation geschaffen hat, die ihm dann erlaubt, es aus allen Schleusen tropfen zu lassen.

Das Kind hat auch nicht eine Wirkung erzielen wollen – so etwas wie Regenstimmung –, nein, es war ihm daran gelegen, das Bild, Tropfen für Tropfen, »zuzuregnen«. Was immer auch dahinter stecken mag. Es heißt dann auch nicht mehr »es regnet«, es müßte vielmehr heißen »ich regne«.

Ob es sich nun bei dieser Art des Gestaltens um ein Kind oder einen Erwachsenen handelt, ist ganz gleichgültig. Wichtig ist, daß man nicht *etwas* ausdrückt, sondern *sich.*

Mit Günther Mühle möchte ich in diesem Zusammenhang noch einmal auf den Unterschied zur Arbeit des Künstlers hinweisen.

> »Daß der Gestaltende ein Anderes von seinem Selbst Verschiedenes in geformter Äußerung mitteilt und in der Gestaltung meistert, das macht den Künstler aus, nicht aber, daß er sich selbst entäußert. Die Gestaltung gemäß der Eigengesetzlichkeit der Form hebt das Kunstwerk hinaus über die bloße Projektion, die, vom Subjektiven her inhaltlich überbestimmt, die Eigenwertigkeit der objektiven gestaltlichen und rhythmischen Zusammenhänge nicht beachtet. Der Schaffende, selbst wenn er der geläufigen Bezeichnung nach ein ›Expressionist‹ ist, will das Werk und nicht bloßen unmittelbaren ›Ausdruck‹.«[16]

Nach all dem, was bisher gesagt wurde, ist klar, daß im Atelier gerade dieser »bloße unmittelbare« Ausdruck angestrebt wird – als »Lebensprozeß« sozusagen. Zwar spielt das Bewußtsein in diesem unmittelbaren Prozeß auch eine Rolle, aber in ganz anderer Funktion als beim Künstler. Der Malende tritt nicht zurück, um mit kritischem Auge eine Beurteilung zu formulieren; er bleibt im Ausdruck befangen. Aber sein Bewußtsein hat eine andere, doppelte Aufgabe: Es muß ihn beim Durchhalten dieses Arbeitsvorganges stützen, und es kontrolliert die heraufdrängenden Inhalte, indem es eine gewisse Abwehr bildet. Das Bewußtsein steuert also den Gestaltungsprozeß derart, daß die in Gestalt sich umsetzenden psychischen Energien vom Malenden auch akzeptiert und verkraftet werden können. Diese Kontrolle, die während des Gestaltungsprozesses permanent wirksam ist, verhindert, daß der Malende von seinen inneren Inhalten überschwemmt wird; es wird nur jeweils soviel zugelassen, wie dem Ich im Augenblick zuträglich ist. Schritt für Schritt wird so eine Stabilisierung der Psyche bewirkt und der Boden für die Steigerung der Ausdrucksmöglichkeiten geschaffen. Wir sprechen deshalb auch von einer »Entwicklung des Ausdrucks«, was heißt, daß der Ausdruck im Laufe des Malprozesses immer klarer wird und vielleicht erst im fünften oder sechsten Bild in seiner Aussagekraft eindeutig zutage tritt.

Auch hierfür möchte ich ein Beispiel geben. Wenn durch eine vorsichtige Anhebung des Wiesenstreifens auf der rechten unteren Bildseite einer Darstellung eine Bewegung der Diagonalen nach rechts oben angedeutet ist, verdeutlicht sich der Ausdruck dieser Raumrichtung vielleicht erst auf dem vierten, fünften oder sechsten Bild; am Ende dieses Prozesses sehen wir vielleicht einen grünen Berg vor uns, der in Richtung Gipfel gegen rechts oben von einem Auto befahren wird. Die Tendenz dieser Dynamik war von Anfang an vorhanden, aber die Kraft zur Realisierung mußte sich der Malende erst während des Audrucksprozesses erwerben.

Wenn wir von Ausdrucksentwicklung sprechen, dann meinen wir also Intensität und Genauigkeit, mit der innerpsychische Inhalte Gestalt gewinnen. Ausdrucksfähigkeit und Entwicklung der Persönlichkeit sind dabei einander stützende Faktoren.

Nehmen wir einmal den Begriff Ausdruck beim Wort: Ausdruck bedeutet einen Kräfteausgleich. Indem sich etwas ausdrückt, bewegt sich ein Inhalt von einem Gefäß in ein anderes.

Das volle Gefäß wird leerer, und das leere, in diesem Falle das weiße Blatt, füllt sich.

Wir wissen aus der Physik, wie gefährlich ein Ungleichgewicht der Druckverhältnisse werden kann. Wenn in einem verschlossenen Behälter der Druck anwächst und sich keinen natürlichen Ausweg bahnen kann, droht Explosion. Unter Umständen stauen sich auch im Menschen Druckkräfte in so starkem Maße, daß sie sich in einem Akt zerstörerischer Aggression entladen müssen.

Wenn andererseits der Druck von außen auf einen Behälter so stark wird, daß der innere Gegendruck ihm nicht standhält, besteht die Gefahr einer Implosion. Das heißt, der Behälter stürzt in sich zusammen und zerstört das eigene Innere. Psychologisch kann man dann von Bedrücktsein sprechen, von Niedergeschlagenheit, von Depression – man fühlt sich am Boden zerstört.

Der harmonisierende Kräfteausgleich zwischen außen und innen ist also lebenswichtige Hygiene. In dieser Eigenschaft hat der Ausdruck als Lebensäußerung eines Menschen Anteil an dessen Reifeprozessen, sowohl ontogenetisch wie auch individuell gesehen.

Ein Ausdrucksvermögen bestätigt den Menschen, macht ihn flexibler, erweitert sein Auffassungsvermögen, stützt durch die zunehmende Erfahrung seiner gestalterischen Fähigkeiten das Selbstbewußtsein; durch die immer wieder stattfindende Umwälzung von Energien wird die Aufgeschlossenheit Neuem gegenüber möglich. Das Malatelier unterstützt diesen Prozeß insofern, als es den Malenden in seinem Ausdruck fördert und ihn in seiner der jeweiligen Entwicklungsphase angemessenen Ausdrucksfähigkeit akzeptiert. Der Malende unterliegt keiner an irgendeiner anderen Norm orientierten Leistungsanforderung.

Im Zusammenhang mit der Entwicklung der kognitiven Strukturen spricht Piaget von einem ähnlichen prozeßhaften Gleichgewicht, das er Homöorhese nennt. Mit diesem Begriff beschreibt er das fortwährende Bemühen um Anpassung an die Anforderungen der Umwelt mit den bis dahin zur Verfügung stehenden Mitteln – wobei die Anwendung dieser Mittel ihre Stabilisierung bedeutet und insofern Entwicklung fördert.

Homöorhese ist der Zustand des Suchens, des Sich-Annäherns an die zu bewältigende Aufgabe; dieses Streben beinhaltet auch die Motivation, neue Möglichkeiten der Problemlösung zu entwickeln. Nur so kommt eine Harmonie zwischen Wollen und Können zustande. »Homöorhese ermöglicht Homöostase«, sagt Piaget.[17]

Auch der darstellende Ausdruck strebt zu einer gewissen Vervollkommnung, er soll ja gewährleisten, daß der psychische Kräfteausgleich immer flüssiger wird. Das Gleichgewicht des Werdens begleitet den gesamten Malprozeß, es tastet das Bild ab, ob es möglich und wichtig ist, hier noch etwas hinzuzufügen, dort etwas zu verändern, da zu intensivieren – und dieses Tasten, das gleichzeitig ja ein Ausloten des Inneren bedeutet, geht so lange, bis der Malende dann zufrieden ist, bis das Bild dem, was er ausdrücken wollte, weitgehend entspricht. Er ist zufrieden, das Bild ist fertig. Der Ausgleich zwischen innen und außen ist erreicht, und dieser Moment scheint mir der von Piaget beschriebenen Homöostase zu gleichen.

Ich glaube, daß der Ausdruck vor allem deshalb zur Entwicklung des Menschen beiträgt, weil die bildnerischen Fähigkeiten ja mit anderen Strukturen des Handelns und Verhaltens verknüpft sind – diese sogar koordinieren. Nur in einer schöpferischen Aktivität kann sich ein Mensch wirklich als körperliche und geistig-seelische Einheit erleben.

Th. B. Seiler interpretiert die kognitiven Strukturen ganz allgemein als die Mittel, mit denen der Organismus seine Umwelt bewältigt. Er sagt:

> »Ich würde kognitive Strukturen oder ihre Teilelemente erst dann als bewußt erlebt kennzeichnen, wenn sie in ihrem Vollzug selber wieder von anderen neben- oder übergeordneten Strukturen erfaßt und abgebildet werden. Bewußtsein setzt in diesem Sinn immer Verdoppelung voraus.«[18]

Wie nun der Ausdruck zu einer solchen Verdoppelung beitragen kann beziehungsweise den Erwerb und die endgültige Aneignung einer Verhaltensstruktur dadurch spiegelt, daß sie ins Bewußtsein gelangt, soll folgendes Beispiel zeigen:

Bei Kindern im Alter von vier bis sechs Jahren, deren bildnerische Gestaltung noch mitten in der Entwicklung begriffen ist, kommt es immer wieder vor (vorausgesetzt, daß Kinder frei gestalten dürfen), daß die dargestellten Figuren schweben. Männlein rotieren im Raum, hängen zwischen Himmel und Erde, als hätten sie das Gefühl ihrer vertikalen Ausrichtung noch nicht erfahren. Diese Figuren können offensichtlich noch nicht stehen. Das Erstaunliche dabei ist, daß die Kinder, die so etwas malen, zu dieser Zeit längst stehen und laufen können, ja bereits selbständig den Kindergarten besuchen.

Das Darstellen des Schwebens muß eine frühere Erfahrung betreffen, eine Stufe in ihrer Entwicklung, als sie wirklich noch rotierende Körper im Element des Flüssigen waren und sich im Mutterleib schwerelos drehen und wenden konnten.

Offensichtlich ist es notwendig, sich dieser Erfahrungen zu vergewissern, um sich des Jetztzustandes bewußt werden zu können. Was das Kind vor unendlich langer Zeit erlebte, ist in ihm noch wach, es drängt nach Reaktualisierung, um auf der Bildebene erneut erfahren zu werden. Durch die Verdoppelung in diesem schöpferischen Akt wird das Erleben verarbeitet. Wenn das Stehen auf diese Weise durch Darstellen ins Bewußtsein gekommen ist, dann hat man es wirklich zur Verfügung.

Das Kind erlebt nach. Grözinger sagt:

»... es stellt heraus, es stellt dar und hält so eine tätige Zwiesprache mit seinem Inneren, seinem Körper, der sich noch wohl erinnert.«[19]

Ich meine, daß dieser Vorgang eine Integration des Erlebens einer früheren Entwicklungsstufe bedeutet und somit eine Plattform stabilisiert, auf der sich eine nächste Entwicklungsstufe aufbauen kann.

---

* Die Ziffern beziehen sich auf den Bildteil.

Es dauert auch gar nicht lange, dann ist dieses Rotieren im Raum abgeschlossen. Jetzt steht der kleine Mann auf dem Erdboden. Die Darstellung füllt sich mit neuen Inhalten.

Das Kind erlebt in diesem Prozeß nicht nur das Schweben und Landen und Stehen selbst, sondern es erlebt durch den Prozeß des Darstellens auch ganz unmittelbar die Bedeutung dieser Bewegungszustände. Was es für die Entwicklung eines Kindes bedeutet, ein willenloses Rotieren aufzugeben, um sich der Autonomie eines eigenen Standpunktes bewußt zu werden, das ist leicht zu verstehen (siehe Abb. 2, 3, 4, 5*).

Diese Notwendigkeit der Verdoppelung von Erfahrungen kann man auch an anderen Phänomenen beobachten. Gerade was das Schweben oder Rotieren betrifft, weiß man ja, wie Kinder immer und immer wieder die Sensation des Schwindelgefühls herbeiführen, die für sie lustvoll sein muß, denn sie drehen sich minutenlang im Kreis, bis sie schließlich taumelnd und kreischend vor Vergnügen hinfallen. Oder sie lassen sich gern herumschleudern. Auch Schaukeln und Karussellfahren gehören ja nicht zufällig zu den Lieblingsvergnügungen der Kinder.

So muß das Kind auch die rotierenden Männlein immer wieder malen und das damit verbundene Erleben auskosten. Im ersten Bild ist eine Verdoppelung des rotierenden Raumgefühls durch die orangefarbene Strahlenkugel dargestellt, die sich genau wie das Männlein frei durch den Himmelsraum bewegt. Erst wenn das Kind von dieser Erfahrung gesättigt und entspannt ist, wird es frei für das, was jetzt kommt: das Stehen auf eigenen Beinen.

Das Interessante auf Abbildung 4 ist, daß die Verdoppelung auch auf der Darstellung selbst beobachtet werden kann. Der Mann steht auf dem Boden. Die ausgestreckten Arme betonen die horizontal-vertikale Ausrichtung des Körpers. Rechts und links nehmen die beiden Kreuze diese Aussage nochmals auf.

Der Erwerb dieser Bewußtseinsstufe durch verdoppelndes Nacherleben muß nun aber keineswegs bedeuten, daß von diesem Augenblick an nur noch stehende Menschenfiguren dargestellt werden. Solche Figuren treten vielmehr in einem bestimmten Augenblick der Entwicklung notwendig auf, das Darstellen unterstützt dann eine natürliche Funktion. Darüber hinaus aber sind nun sowohl das Schweben und Rotieren als auch das Stehen ins Repertoire der Verhaltensmöglichkeiten aufgenommen und können zumindest in der Phantasie jederzeit abgerufen und dargestellt werden. *Entwicklung heißt ja nicht erledigen, sondern zur Verfügung haben.* – Auch Erwachsene tauchen manchmal in den Zustand des Schwebens zurück und drücken dies in ihren Darstellungen aus. Neben seiner Aufgabe, einen Kräfteausgleich zwischen Innenwelt und Außenwelt zu ermöglichen, und der damit verbundenen Förderung der schöpferischen Initiative eines Menschen hat der Ausdruck eine weitere Eigenschaft: Die Bilder, die er hervorbringt, wirken auf den Malenden zurück, und in diesem Prozeß der Rückwirkung, der von Grözinger angesprochenen tätigen Zwiesprache mit den inneren Bildern, lernt der Malende sich selbst kennen. Der Ausdruck ist, wie ja auch schon das Verb »sich ausdrücken« deutlich sagt, rückbezüglich.

Das ist nun wirklich zu unterscheiden von bestimmten Übungen, die unter »freiem Ausdruck« rangieren und die früher zu einem fortschrittlichen Kunstunterricht gehörten. Da hieß es zum Beispiel: Drückt mal den Frühling aus. Die Aufgabe bestand darin, Farben und Formen zusammenzustellen, die nach persönlicher Empfindung zum Begriff Frühling passen. Dieses Vorgehen gibt der sensiblen Einfühlung, der Phantasie und den gefühlsmäßigen Erfahrungsanteilen einen gewissen Spielraum, aber es bleibt ein *Ausdrücken von etwas.* Es erlaubt nicht die Unmittelbarkeit des Selbstausdruckes, wie mir das zum Beispiel in der Haltung des Körpers möglich ist.

Die gestaltenden Kräfte, welche den Ausdruck leiten, sind im Grunde dieselben, die auch die Traumbilder formen, nur daß sie diese Bilder festzuhalten vermögen. Sie gestatten Einblick in einen Teil der Persönlichkeit, der im dunkeln liegt, im Unbewußten, der aber gleichwohl unabtrennbar zur Existenz eines Menschen gehört. In der Jungschen Psychologie spricht man von dieser Ganzheit des Menschen als vom Selbst. C. G. Jung sagt:

»Gemäß dieser Definition ist daher das Selbst eine dem bewußten Ich übergeordnete Größe. Es umfaßt nicht nur die bewußte, sondern auch die unbewußte Psyche und ist daher sozusagen eine Persönlichkeit, die wir *auch* sind.«[20]

Ich habe in diesem Zusammenhang immer die Vorstellung eines Berges vor Augen, der am Ufer eines Sees aufragt und von dem ich irgendwie weiß, daß er auch unter der Seeoberfläche ist – sonst hätte der See ja keine Tiefe –, aber dieser Teil des Berges liegt im Verborgenen, und man muß hinabtauchen, um ihn zu ergründen. Erst dann kann man seine wirkliche Gestalt und Größe ermessen.

Ich will damit sagen, daß auch das malende Eintauchen in die dem Bewußtsein verborgene Welt wirkliche Erkenntnis bringt. Diese Erkenntnis beruht auf der Mitteilung der Bildinhalte an den Malenden. Die Bilder sprechen zu ihm. Im Rahmen des Ateliers, und das ist zu betonen, bleibt diese Mitteilung auch ganz und gar auf der Bildebene. Es wird nicht versucht, im Sinne einer analytischen Therapie den Ausdruck in die Wortsprache zu übersetzen. Ich glaube, daß die wirklich echten Bilder so stark auf den Malenden zurückstrahlen, daß eine Einschaltung des verbalisierenden Verstandes sich erübrigt. Die Malenden selbst erleben diese Rückwirkung als wohltuend und kräftigend.

Eine Interpretation auf verbaler Ebene würde geradezu eine Gefahr für die kontinuierliche unmittelbare Begegnung mit den inneren Bildern bedeuten. Sie bringt die Versuchung mit sich, das Gestalten mit dem erklärenden Verstand zu begleiten und dadurch die Leitungen ins Innere zu durchtrennen.

Einmal sagte mir eine Frau nach der Malstunde: »Auch wenn es manchmal schwierig ist, fühle ich mich nach dem Malen nie leer. Es ist eher, als hätte ich etwas ausgegraben, das ich mit mir wegtragen kann.«

Diese Äußerung zeigt ganz deutlich, daß Ausdruck nichts mit Wegschütten, mit Veräußern zu tun hat, sondern im Gegenteil mit Behalten, Bereichern. Das Gefundene behält man bei sich. Ich würde sagen, man integriert es.

Für das kleine Kind ist diese Tatsache nichts Außergewöhnliches, denn es hat das Zeichnen und Malen in seine Spielgewohnheiten aufgenommen.

Es muß für das Kind faszinierend sein, daß es mit der Spur, die es hinterläßt, etwas »Bleibendes« schafft. Das ist sicher ein Grund dafür, daß das Kind sich so tief in die Aktivität des Malens hineinziehen läßt. Denn eine Darstellung, die stehenbleibt, fordert zur Weiterführung auf, sie weckt die Phantasie, regt zur autonomen Steuerung eines Prozesses an, der weitere Vorstellungen wachruft. Aber all das wird gar nicht bewußt wahrgenommen, denn das Kind ist ja mittendrin im Geschehen wie in einem Traum.

Leider verschwindet das zweckfreie Spiel aus dem Leben der Erwachsenen. Wenn ein Erwachsener kein Künstler ist, zeichnet oder malt er gewöhnlich nicht. Es genügt ihm, sich in distanzierter Weise, nämlich in Worten, auszudrücken, indem er sagt: Jetzt explodiere ich, oder: Es zerreißt mir das Herz, oder: Ich platze vor Lachen.

Trotzdem gibt es beim Erwachsenen auch außerhalb eines solchen Ateliers Durchbrüche spontanen, echt spielerischen Verhaltens; im Gekritzel beim Telefonieren etwa oder im Randgeschnörkel eines Kollegheftes bei einem langweiligen Vortrag.

Hans Prinzhorn weist im Zusammenhang mit dem unbewußten Gestalten auf Leonardo da Vinci hin, der empfohlen habe, sich den absichtslosen spielerischen Beschäftigungen hinzugeben, weil sie den Geist der Erfindung weckten. Das Spielerische führt zum Schöpferischen, denn es verweist über die gewohnten Geleise des Denkens und Handelns hinaus.

Ein sehr schönes Beispiel für spielerisches träumendes Gestalten, das genau diesen Anspruch erfüllt, erzählt Gottfried Keller im dritten Buch seines Romans *Der grüne Heinrich* (15. Kapitel). Heinrich lebt als Maler in Deutschland – er geht in sein Atelier, um einen angefangenen Baum weiterzuzeichnen. Er hofft, durch Arbeit seine Einsamkeit zu überwinden:

»Aber kaum hatte ich eine halbe Stunde gezeichnet und ein paar Äste mit dem eintönigen Nadelwerk bekleidet, so versank ich in eine tiefe Zerstreuung und strichelte gedankenlos daneben, wie wenn man eine Feder probiert. An diese Kritzelei setzte sich nach und nach ein unendliches Gewebe von Federstrichen, welches ich jeden Tag in verlorenem Hinbrüten weiterspann, sooft ich zur Arbeit anheben wollte, bis das Unwesen wie ein ungeheures graues Spinnennetz den größten Teil der Fläche bedeckte. Betrachtete man jedoch das Wirrsal genauer, so entdeckte man den löblichsten Zusammenhang und Fleiß darin, indem es in einem Zuge von Federstrichen und Krümmungen, welche vielleicht Tausende von Ellen ausmachten, ein Labyrinth bildete, das vom Anfangspunkt bis zum Ende zu verfolgen war« . . .

»Nur hier und da zeigten sich kleinere oder größere Stockungen, gewisse Verknotungen in den Irrgängen meiner zerstreuten gramseligen Seele, und die sorgsame Art, wie die Feder sich aus der Verlegenheit zu ziehen gesucht, bewies, wie das träumende Bewußtsein in dem Netz gefangen war.«[21]

Keller beschreibt hier zwar das Erlebnis eines Mannes, der Maler ist, aber da sein Zeichnen ja ein Ausweichen ist und ganz anderen Intentionen folgt, als es die begonnene künstlerische Arbeit verlangt hätte, drückt sich in diesem vor sich hin brütenden Stricheln etwas aus, das auch jeder andere Mensch hätte darstellen können. Heinrich zeichnet ganz unbewußt ein Labyrinth, das seinen Seelenzustand, seine ausweglos scheinende Einsamkeit ausdrückt.

Im Sinne des spontanen Malens können wir hier von einem »echten« Bild sprechen, denn es hat sich selbstformend ein Symbol geschaffen. Arno Stern spricht von einem Kode, durch den der Ausdruck sich realisiert. Ein Kode, der das Persönlichste beinhaltet und der zugleich kollektiv benützt wird.

»Die Aktivität, welche den Zugang zur inneren Substanz ermöglicht, benützt, da sie unkontrollierte Zeichen hervorbringt, unfehlbar einen bestimmten Kode. Auf diese Weise formuliert sich die intimste Aussage jedes einzelnen, die ihn ja gerade von anderen unterscheidet, durch Zeichen, welche sich untereinander konsequenter gleichen als Worte ein und derselben Sprache oder Gesten, welche diese begleiten.«*

Die Verschlüsselung der Gestaltsprache ist ihr symbolischer Ausdruck. Die Seele drückt sich in Symbolen aus, und es ist das typische Zeichen eines »echten« Bildes, wenn es Träger eines Symboles ist. C. G. Jung nennt das Symbol »eine psychologische Maschine«, welche Energie verwandelt. Wenn das Zusammenballen psychischer Energien zu einem bildhaften Ausdruck führt, dann schafft sich die Psyche für diese Energien ein neues Objekt, das sie besetzt hält und von dem her sie sich in einem weiteren Akt selbst wieder beeindrucken läßt. Dieses Objekt, von dem der Psyche neue Impulse und Bereicherung erwachsen, ist das Symbol.

Bei der Symbolbildung geht es im wesentlichen darum, Libido umzusetzen. Libido ist bei Jung ein weitgefaßter Begriff; er meint nicht nur die sexuelle Triebenergie, sondern die energetische Kraft, die auf alle Funktionssysteme des Menschen verteilt ist und damit den natürlichen Ablauf des Lebens regelt. Aber die Kulturgeschichte hat hinlänglich bewiesen, so sagt Jung, daß nicht alle Libido in naturgemäßer Form festgelegt ist – ein gewisses Quantum an Libido bleibt übrig, das man als »Libidoüberschuß« bezeichnen kann. Die Verwendung dieser überschüssigen Anteile von Lebensenergie geschieht in geistiger, vor allem in religions- und mythenbildender Aktivität. In den magischen Riten primitiver Völker ist das wohl am eindrücklichsten zu beobachten. Jung hat das Symbol in dieser Funktion auch als »Libidoanalogie« bezeichnet.[23]

Wenn man es in den spontanen Bildern mit Symbolen zu tun

---

* »L'acte par lequel on ouvre son corps pour en laisser échapper la substance de l'être interne – acte provocant des traces incontrôlées – utilise infailliblement un même code. Ainsi, le plus intime de chaque être et, apparemment, ce qui le distingue des autres, se formule en des signes plus strictement semblables que les mots d'une même langue ou que la gesticulation qui les accompagne«[22]

hat, dann sind darunter auch solche Formen zu verstehen, welche die frei flottierenden, sozusagen heimatlosen Energien fassen und realisieren. Auch der Malprozeß, selbst eine Art Ritus, schafft Symbole, die naturhafte Kräfte in geistige umsetzen.

Die Darstellung im Bild, welche durchaus in diesem Sinne eine Libidoanalogie genannt werden kann, hat im Symbol einen geistigen Ausdruck gefunden, der zu einem ganz bestimmten naturhaften Aspekt in Beziehung steht.

Das Symbol ist also »Umsetzmaschine«, aber zugleich auch sichtbar gewordene »Verbindung« zwischen Naturhaftem und Geistigem. Ich möchte die Aufgabe des Symbols als Vermittler zwischen diesen beiden Bereichen anhand eines Beispiels darstellen, das in der spontanen Malerei eine wichtige Rolle spielt. Die Bewegung des »Aussprühens« zum Beispiel gibt es in vielfältiger Bedeutung, aber man wird in jedem Fall eine dynamische Bewegung assoziieren, ein vehementes Nach-außen-Streben eines Inhaltes.

In der Natur gibt es viele Möglichkeiten des Aussprühens, vom Vulkanausbruch bis zum kleinsten, für uns unsichtbaren Geschehen der synaptischen Übertragungsprozesse an den Enden einer Nervenzelle. Das auf seine formale Grundstruktur zurückgeführte Bild des Ausbrechens kann man schematisch so darstellen:

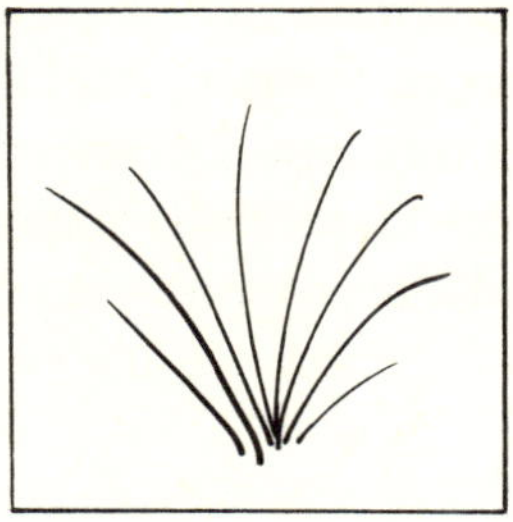

Wenn nun ein Malender seine psychischen Energien als zum Ausbruch drängend empfindet, ob es nun ein inneres Sprühen vor Freude ist oder ein Sprühen vor Zorn und Aggressivität, ein Sprühen von Ideen oder das Erlebnis eines Orgasmus, dann formen sich diese Energien bei ihm zum Symbol aus. Er kann sie nicht bewußt fassen, weil es ja gerade das Übermaß an Energien ist, das sich der Kontrolle des Bewußtseins entzieht, und weil er sie unter Umständen verdrängen muß.

Das Malen steuert diese Energien und gibt dem Malenden Gelegenheit zu einer symbolischen Ausgestaltung seines inneren Drängens und damit auch die Möglichkeit der Kompensation. Der eine wird wirklich einen Vulkan malen, der glühendes Gestein herausschleudert, ein anderer malt vielleicht einen Springbrunnen, ein dritter malt einen Kopf, dem die Haare vor Zorn nach allen Seiten abstehen. Wieder ein anderer malt ein Licht, das seinen Glanz in die Umgebung aussprüht, etwa eine Wunderkerze am Weihnachtsbaum. Alle Bilder sind persönlichste Darstellung und ähneln sich doch durch das von allen Malenden verwendete Grundmuster des Aussprühens (siehe Abb. 6, 7, 8, 9, 10).

Damit trifft der Ausdruck auf das Archetypische, auf das universale Gut, das der Menschheit zum bildhaften Ausdruck innerseelischer Inhalte zur Verfügung steht. Für die Erscheinung des Archetypischen ist es bezeichnend, daß sie in vielfältigen Variationen auftauchen kann, ohne dabei der gemeinsamen Grundstruktur verlustig zu gehen. Jolande Jacobi sagt zum Archetypus:

> »Er kann auf vielen Stufen und Ebenen, in verschiedensten Konstellationen auftauchen, paßt sich in seiner Erscheinungsform, in seiner ›Tracht‹ der jeweiligen Lage an und bleibt dennoch in seiner Grundstruktur und -bedeutung der nämliche, ist also – wie eine Melodie – transponierbar.«[24]

# Das Malatelier als konstante Bedingung für den bildlichen Ausdruck

Ehe von den Darstellungsphänomenen, die im Atelier beobachtet werden, die Rede sein kann, müssen die Rahmenbedingungen für das spontane Malen genau geschildert werden. Die Bereitschaft zum Ausdruck ist nämlich eine empfindliche Angelegenheit und, wie das bisher Gesagte deutlich machen sollte, an ein spezielles Umfeld gebunden. Die Zeichnungen desselben Kindes können je nach begleitenden Umständen jeweils andere bildliche Merkmale tragen. Eine Zeichnung für die Schule wird zum Beispiel vor allem auf die Erwartung des Lehrers ausgerichtet sein.

G. H. Luquet erzählt hierfür ein schönes Beispiel: Ein achteinhalbjähriges Mädchen hat die Aufgabe, einen Esel zu zeichnen. Es macht einen Entwurf, bringt an dem Esel allerlei Details an, Hufe, Mähne etc., und zum Schluß zeichnet es in das fertige Profil *zwei* Nasenlöcher. Als es nun diese Zeichnung in ein Zeichenheft überträgt, das der Lehrerin vorgelegt werden soll, zeichnet es das Profil des Esels naturgetreu mit nur *einem* Nasenloch. Offensichtlich spürt das Kind, daß die Lehrerin einen »visuellen Realismus« bevorzugt. Luquet wurde auf diesen Vorgang aber erst aufmerksam, als das Kind später, sozusagen zum eigenen Vergnügen, erneut einen Esel zeichnete – und den wieder mit *zwei* Nasenlöchern.

Diese Beobachtung Luquets ist von großem Interesse. Sie zeigt, wie das Kind sich einerseits sensibel an Forderungen anpaßt, andererseits aber einem Gestaltungsdrang von ganz anderer Intention nachgibt. Wie aus der beharrlich wiederholten Zeichnung von zwei Nasenlöchern im Profil hervorgeht, muß dieser Ausdruck für das Kind von besonderer Wichtigkeit sein. Luquet nennt das zu diesem Ausdruck gehörende Entwicklungsstadium den »intellektuellen Realismus«[25]. Das bedeutet, daß das Kind die Realität für seine Darstellung gerade zu entdecken beginnt und daß es ihm daher höchst wichtig ist zu zeichnen, was es von den Dingen *weiß*. Rein visuell gehört nur ein Nasenloch ins Profil. Aber die Kenntnis des Gesichts zwingt zur Darstellung von zwei Nasenlöchern.

Schon Wilhelm Busch weist auf dieses Phänomen hin, wenn er aus der Kindheit des Malers Klecksel erzählt:

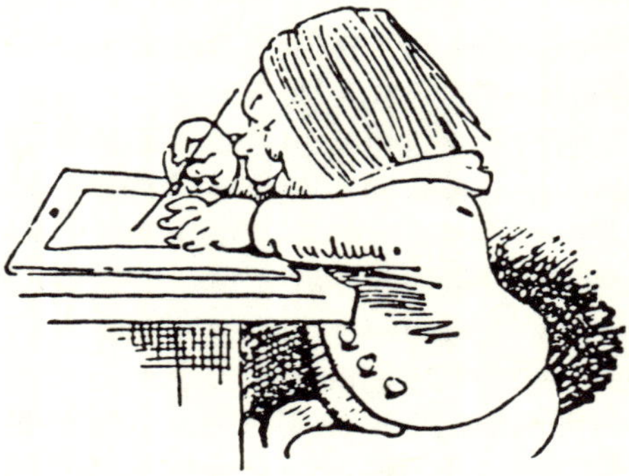

»Zunächst mit einem Schieferstiele
Macht er Gesichter und Profile;

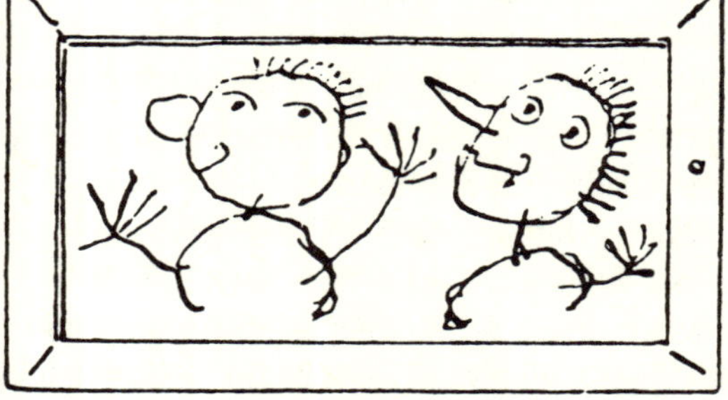

Zwei Augen aber fehlen nie,
Denn die, das weiß er, haben sie.«[26]

Dieses Phänomen gehört also zum bildlichen Ausdruck, der dem Kind in einer gewissen Entwicklungsphase adäquat ist. Das Interesse des Ateliers und seiner Führung ist nur darauf ausgerichtet, dem Kind möglichst von Anfang an den individuellen, seiner Entwicklungsstufe gemäßen Ausdruck zuzugestehen und dafür zu sorgen, daß es ihn in »Reinform«, unbeeinflußt von an Normen orientierten Forderungen, entwickeln kann. Erst wenn solche Bedingungen geschaffen sind, kann man vom »eigenen« Ausdruck sprechen, und erst wenn sich unter diesen für alle malenden Kinder gleichen Bedingungen Gemeinsamkeiten herausstellen, kann man von altersadäquatem, stufenspezifischem Ausdruck sprechen.

Da heute nicht einmal mehr während der allerersten Zeit, in der Kinderstube, den Kindern freier Ausdruck gestattet ist – denn zu den ersten Geschenken gehört meist schon ein Malbüchlein mit vorgeprägten Bildern –, gehört das Malatelier zu den wenigen besonderen Orten, die dem Kind in dieser Hinsicht eine eigene Entwicklung gestatten.

Zwei prinzipielle Forderungen sind an das Malatelier zu stellen: Es muß für die Aktivität des freien Malens optimal eingerichtet sein, und die Einrichtung darf sich nicht verändern. Mit anderen Worten, der Atelierleiter muß sich bewußt sein, wie wichtig die Kontinuität für die schöpferische Übung ist, er sollte also nicht dauernd etwas verändern – umräumen, neues Material anschaffen etc. Er würde mit solchen Aktionen nur in die Breite anstatt in die Tiefe wirken.

Arno Stern spricht sogar vom »Heimatcharakter des Ateliers«: es wird immer wieder als etwas Vertrautes vorgefunden. Dies scheint mir ein wichtiger Gesichtspunkt für Entwicklung überhaupt zu sein: daß sich auf einem stabilen Hintergrund die Veränderungen der eigenen Persönlichkeit abzeichnen können.

Wenn ich nun daran gehe, eine Ausdrucksübung im besprochenen Sinn zu organisieren, und wenn ich ein Atelier schaffe mit den geeigneten Bedingungen für diese Übung, definiere ich mich als Leiterin dieser Aktivität und als Erzieherin. Leiter eines Malateliers bin ich, weil ich mich um das Material, um den

Raum kümmere und auch während des Malens Hilfe leiste – Erzieher bin ich, wenn ich die einzelnen zur Entwicklung auf ein bestimmtes Ziel hin motivieren und befähigen möchte. Ich habe mich deshalb im folgenden damit zu beschäftigen, was im Rahmen des Malateliers Erziehung ist, welches Verständnis der Erzieher von sich selbst und von dem zu Erziehenden hat. Erziehen ist in gewissem Sinn auch Gestaltung, ist Umgehen mit Kräften, die in Bewegung gebracht und auf ein Ziel hin bewegt werden.

Wenn man gestaltend arbeitet, kann man das mit den verschiedensten Materialien tun. Man kann Papier in einen Scherenschnitt verwandeln, oder man kann einen Kupferdraht so zurechtbiegen, daß eine Aussage entsteht, zum Beispiel das strichhafte Aufschwirren erschreckter Vögel – oder ähnliches. Draht wie Papier gehorchen dem Willen und der gestaltenden Hand, sie selbst haben bei diesem Vorgang nicht viel zu sagen.

Als Erzieher hat man es mit Menschen zu tun, und man wird sehr schnell feststellen, daß ein solches Zurechtbiegen beim Menschen nicht möglich ist. Man kann einem Menschen nicht eine erwünschte Form aufzwingen, ohne dabei sofort auf Widerstände und eigenwillige Kräfte zu stoßen. Für das Lebendige gilt, daß es eigene gestaltbildende Kräfte mitbringt, die es von innen her leiten und formen.

Goethe nennt lebendige Formen »Gestalten« im Gegensatz zu den starren Formen, die durch äußere Manipulation hervorgebracht werden. Der Begriff der Gestalt ist zu Beginn dieses Jahrhunderts von den Gestaltpsychologen, vor allem von Lewin, Köhler, Kaffka, Wertheimer und Metzger, aufgenommen worden und hat später bei Fritz Perls Eingang in die Psychotherapie gefunden.

Der Unterschied zwischen Gestalt und Form besteht im wesentlichen darin, daß eine Gestalt sich nach einer ihr innewohnenden Kraft selber entwickelt, daher auch wandlungsfähig ist, eine Form aber ein von Anfang an festgelegtes Erscheinungsbild hat. Zu den Gestalten gehört weiter die Fähigkeit, daß sie bei einer Störung wieder in den ihnen gemäßen Urzustand zurückfinden können, was auch heißt, daß sie etwa bei Verletzungen einen Regenerationsprozeß und Heilung erfahren können. Wenn sich ein Mensch in den Finger schneidet, dann heilt innerhalb kurzer Zeit die klaffende Wunde zusammen, und der Finger ist wieder zu gebrauchen. Am ausgeprägtesten ist die Wiederherstellung der Ganzheit des Lebendigen wohl an der Eidechse zu beobachten, die ihren Schwanz verlieren und regenerieren kann. Dagegen ist von einer starren Form keine Selbstheilung zu erwarten. Eine eingebeulte Blechschale wird sich nicht aus innerer Kraft wieder in ihre frühere Form zurückbringen können.

Wenn sich der Leiter eines Malateliers Erzieher zu schöpferischer Aktivität nennt, dann meint er in erster Linie die Pflege und Erhaltung der Gestaltkräfte des einzelnen Menschen. Da es nun allen Gestalten eigen ist, ihren Werdegang mitzubestimmen, sie also nicht durch äußere Einwirkung zu der ihnen gemäßen Gestalt gebracht werden können, müssen sie einen großen Teil der Gestaltarbeit selbst übernehmen.

Der Malende muß deshalb initiativ und selbstverantwortlich werden. Er muß lernen, auf sich selbst einzugehen, um seine Aktivität nach innerer Maßgabe einzurichten. Dieser Vorgang ist ein ganz anderer, als wenn er sich mit seiner Anstrengung auf ein konkret vorgegebenes Ziel richtete, wie etwa beim Lösen einer mathematischen Aufgabe, deren Ergebnis nachprüfbar ist. Im Malatelier gibt es weder »richtig« noch »falsch«. Es gilt auch nicht abzuschätzen, ob das Geleistete Anklang findet oder nicht. Die Frage nach Lob oder Tadel wird vollkommen überflüssig, weil der einzelne für sich selbst entscheidet. Er lernt zu sich selbst »ja« sagen. Der Erzieher unterstützt ihn dabei. Er ist insofern Orientierungshilfe auf dem Entwicklungsweg, als er die Aufgabe des Erziehens ständig an den einzelnen Malenden wieder zurückgibt.

Für den Malenden ergibt sich daraus die folgende komplizierte Situation: Einerseits ist er nun wirklich Maler, der es mit »leblosem« Material zu tun hat, mit Pinsel und Farbe, die sich seinem Willen fügen, andererseits hat er es mit sich selbst zu tun, dem Lebendigen, das er zur Entfaltung bringen will. Es scheint immer wieder sehr schwierig, diese scheinbar auseinanderstrebenden Tendenzen sinnvoll zu verbinden. Wie soll er das Lebendige in eine Form bringen? Wie befreit er sich von starren Vorstellungen und dem oft lähmenden Anspruch, etwas Hervorragendes produzieren zu müssen?

Wer im Atelier malt, muß zunächst eine Bereitschaft mitbringen zu entspannen und einfach einmal mitzumachen, auch dann, wenn er die kindliche Unmittelbarkeit eingebüßt hat. Durch das absichtslose, aufmerksame Tätigsein erreicht man allmählich eine gewisse Durchlässigkeit für die inneren Bilder. »Höchste Weisheit schmiedet keine Pläne«, sagt ein altes Sprichwort.

Es gilt zuzulassen, daß *es* malt; dann findet der Ausdruck seinen Weg und zeichnet seine Spur. Die Spur ist fortlaufend. Sie gestattet sich keine Pausen, kein wägendes Abstandnehmen, kein Überlegen oder Entwerfen. Sie geht ihren Weg direkt. Der Künstler arbeitet auf ein Ziel hin. Wenn er mit der Arbeit beginnt, hat er oft schon einen langen, subtilen Prozeß des Entwerfens hinter sich; er verwandelt jetzt das Material nach seiner Idee, die sich vor dem inneren Auge schon längst geformt hat. Das erlaubt ihm ein ganz anderes Vorgehen.

> »Der Malende, der sich ausdrückt, kennt weder Erfolg noch Mißerfolg. Er genießt das Gestalten. Und da sein Werk den Akt des Erschaffens nicht überleben muß, nimmt er auch nicht den Standpunkt des kritischen Betrachters ein, sondern verweilt ungetrübt durch Beurteilung in der Unschuld, die ihn ganz mit der Sicherheit unumstößlicher Wahrheit erfüllt.«*

In der Übung des spontanen Malens fallen Entwerfen und Ausführen in einen einzigen Augenblick zusammen. Von daher

* »Celui qui s'exprime ne connait ni la réussite, ni l'échec, n'a que la jouissance de créer. Comme son œuvre ne survit pas à l'acte créateur, il ne prend pas le recul du contemplateur, mais demeure dans une innocence que ne trouble aucun jugement, innocence qu'emplit tout entière la certitude d'une vérité incontestable.«[27]

erhalten die Bilder ihre Aktualität und ihre ganz persönliche Bedeutung.

Auch eine gewisse Vorläufigkeit ist diesen Bildern zu eigen. Mit Vorläufigkeit meine ich, daß ein Bild, das den Wandel innerer Gestaltungsprozesse spiegelt, nie ein endgültiges, abgeschlossenes Werk sein kann. Es ist immer nur das, was es im Augenblick ist. Deshalb lebt es, und deshalb ist Malen im Atelier als ein nie endender Prozeß zu verstehen. Ein Bild ist eigentlich nur sinnvoll im Zusammenhang mit den Bildern davor und den Bildern danach, wie einzelne Lebensmomente auch erst in der Kette der Ereignisse zu begreifen sind. In diesem Sinne hat der Erzieher im Malatelier die Aufgabe, die Arbeit mit leblosem Material mit der Arbeit am Lebendigen in Einklang zu bringen. Er ist sich im klaren, daß das Malen, das ja auch ein handwerkliches Machen und Herstellen ist, zugleich und vor allem dem Lebendigen zur Entfaltung verhilft.

Noch ein anderer Gesichtspunkt ist für die Arbeit am Lebendigen wesentlich: die Zeit. Der Zeitpunkt, zu dem eine Entwicklung einsetzt oder eine gewisse Reife erreicht wird, ist nicht von außen bestimmbar. Das Lebendige kann man nicht wie ein Stück Holz schnitzen, wieder weglegen, nach einem halben Jahr wiederaufnehmen und weiterbearbeiten. Das Lebendige will kontinuierlich wachsen und gedeihen. Es braucht mit der Pflege auch die Rücksicht auf den geeigneten Zeitpunkt.

Der Gestaltpsychologe Wolfgang Metzger, der sich in seinem Buch *Die Grundlagen der Erziehung zur schöpferischen Freiheit* ausführlich mit solchen Problemen beschäftigt, zitiert eine chinesische Parabel von der Nichtbeliebigkeit der Zeit:

»›Ein Mann aus Sung‹, so erzählt der chinesische Staatsphilosoph Mong Tse, ›war sehr betrübt, daß sein Korn nicht recht wachsen wollte. Er versuchte daher, die Halme selbst in die Höhe zu ziehen. Nach dieser Arbeit kam er ganz benommen heim und sagte zu seinen Leuten: ›Ich bin sehr müde, ich habe meinem Korn geholfen zu wachsen.‹ Sein Sohn lief hinaus, um sich dies anzusehen, fand aber alle

Halme verwelkt.‹ – Es gibt viele Menschen, die den Wunsch haben, dem Korn beim Wachsen zu helfen.‹«[28]

Wolfgang Metzger nimmt hierzu wie folgt Stellung:

»Ich kann die Formung des Lebendigen nicht zu einem mir genehmen Augenblick erzwingen. Ich kann, wo die inneren Kräfte fehlen, sie nicht durch äußeres Eingreifen ersetzen, ohne zu zerstören, was ich zu bilden vermeinte. Ich muß vielmehr geduldig abwarten, bis die in ihm geweckten oder gestärkten Kräfte von selbst ihre Wirkung entfalten.«[29]

Alles Lebendige braucht seine Entwicklung. Entwicklung aber ist Bewegung in der Zeit – ein Prozeß. Deshalb ist gerade für das Malen das Wartenkönnen so wichtig. Wenn ich vorschnell eingreife, um einen Ausdruck zu erzwingen, kann das unter Umständen, wie im Beispiel Mong Tses, zerstörerische Folgen haben.

Wenn ich zum Beispiel die Gestaltung eines Kindes mit den Augen des Erwachsenen anschaue und die Maßstäbe des Richtigen anlege, die mir geläufig sind, also korrigierend eingreife, dann heißt das, die Gestaltung am Schopf packen und aus dem Nährboden ziehen, denn ich habe dann gar nicht beachtet, wo sie wurzelt, nämlich im Erleben des Kindes. Als Beispiel möchte ich auf ein typisches Phänomen der kindlichen Gestaltung hinweisen. Der Schornstein an einem Haus ist bei Kindern meist rechtwinklig zum Dach angesetzt. Das entspricht in einer bestimmten Entwicklungsstufe dem Erleben des Kindes, das sich vollkommen mit seiner Darstellung identifiziert und die Schornsteine, oft sind es sogar zwei, so ansetzt, wie nach seiner Wahrnehmung die Arme am Körper sitzen (siehe Abb. 11, 12). Oft meinen Eltern oder Lehrer, das unbedingt korrigieren zu müssen, damit dem Kind der Bezug zur »Realität« erleichtert wird; und sie sind sehr zufrieden, wenn aus dem »skurrilen Verzeichnen« endlich das richtig beobachtete perspektivische Darstellen hervorgeht. In Wirklichkeit haben solche Korrekturen das Kind um die Erlebnismöglichkeit eines wichtigen Teils seiner selbst gebracht. Ganz von allein wäre zum »rechten« Zeitpunkt diese Veränderung auch eingetreten. Das Kind aber braucht für seine Entwicklung dringend diese Art der Selbsterfahrung. Wenn man sie verhindert, bedeutet das Entwurzelung, unheilvolle Distanzierung von lebenswichtiger Erfahrung.

Menschen, die einem Formideal anhängen, sind meistens unsensibel für das organische Wachstum. Sie haben Angst vor Verwilderung und müssen deshalb dauernd richtigstellen und beschneiden. Hecken und Bäume werden gestutzt, Hundeohren kupiert und Dackelbeine krummgezüchtet. Menschen werden erzogen, das heißt aber im Hinblick auf ein bestimmtes Formideal nicht gebildet, sondern verbildet, gedrillt und gezüchtet.

Aber: »Die Welt ist des Weltgeists Gefäß« (unserem Sprachgebrauch folgend, könnte man wohl noch treffender übersetzen: des Weltgeists Gestalt), »man kann sie nicht machen, der Macher verdirbt sie.«[30]

Auch der Malende selbst muß die *zwingenden* Tendenzen immer wieder abschütteln, wenn er mit ordnendem Bewußtsein sein Malen begleitet. Er darf seine Ganzheit nicht verleugnen. So erfüllt er das Gesetz der Gestalt, die sich nach ihrer eigenen, ihr innewohnenden Formtendenz ausprägt zu dem ihr gemäßen Zeitpunkt.

# Raum und Regeln

Das Malatelier, wie es Arno Stern geschaffen hat, ist ein länglicher, nicht allzu großer Raum. Seine Wände sind mit Holzplatten verkleidet, die mit Packpapier überzogen sind. Das Atelier hat keine Fenster. In der Mitte des Raumes steht ein schmales Gestell, die Palette, auf der etwa zwanzig Farbtöpfchen mit den dazugehörigen Wassertöpfchen eingelassen sind.

Bei jeder Farbe liegen ein dicker und ein dünner Pinsel. In einer Ecke des Raumes liegen auf einem Tischchen die Malblätter bereit. Die Blätter werden mit Reißnägeln an die Wand geheftet. Es wird im Stehen gemalt. Jeder Malende hat seine eigene Mappe, in die die fertigen Bilder kommen; diese Mappe bleibt im Atelier. In einer Gruppe malen sieben bis zehn Kinder oder Erwachsene, oder Kinder und Erwachsene zusammen. Man malt einmal pro Woche regelmäßig zur gleichen Zeit für eineinhalb Stunden.

Arno Stern hat in seinem Buch *Initiation à l'éducation créatrice*[31] sehr detailliert über das Atelier und seine Methode gesprochen. Er hat aber auch auf die Gefahr möglicher Verfälschungen hingewiesen, die das Übernehmen einer »Methode« mit sich bringen kann. Mit Recht. Eine Arbeit, die so direkt vom Einsatz der eigenen Person abhängt, kann nicht ohne weiteres als Methode von anderen übernommen werden. Die theoretischen Überlegungen können Anregung sein, aber das Gelernte wird durch das eigene Verständnis gefiltert und entsprechend abgewandelt. Gedanken kann man nicht übernehmen – sie können einem höchstens einleuchten.

Die Beschreibung des Ateliers klingt sehr einfach; und doch ist jede Einzelheit Resultat langer Erfahrung und entbehrt jeder Zufälligkeit. Die Schlichtheit des Ateliers und seine leicht zu überblickende Ordnung stehen ganz bewußt im Dienste einer Aktivität, die nichts Modisches verfolgt, die zu ihrer Verwirklichung auch keine komplizierten Werkzeuge und Apparaturen benötigt. Wenn ein Neueintretender vorher fragt: »Was muß ich da mitbringen?«, kann man ruhig antworten: »Bringen Sie nur sich selbst mit.«

Genauso einfach wie die Beschreibung des Raumes könnte nun auch die Beschreibung des Malens klingen: Man kommt, zieht die Malschürze an und beginnt zu malen. Man geht zwischen Bild und Palette hin und her, um den Pinsel einzutauchen. Er muß die Malbewegung möglichst flüssig gestatten. Dabei ist wesentlich, daß man frei vor seinem Blatt steht und die Hand nicht aufstützt.

Um aber der Vielschichtigkeit dieser raffinierten Einfachheit von Raum und Regeln auf den Grund zu kommen, möchte ich W. Metzgers Modell »der zwei Weisen der Zielerreichung«[32] zu Hilfe nehmen und die, wie es scheint, unauflösbare Einheit von Theorie und Praxis des spontanen Malens zu strukturieren versuchen.

Wenn man sich einmal vorstellt, ein Gegenstand solle in einem Raum von einem Ort zu einem anderen bewegt werden, dann ergeben sich zwei Möglichkeiten der Bewegung:

1. Der Gegenstand wird auf den zu erreichenden Punkt hingeleitet, indem man den Raum so zubaut, daß nur eine einzige Bahn für den Gegenstand, nämlich die direkte auf sein Ziel hin, offen bleibt. Dann wird der Gegenstand durch einen Stoß in Bewegung gesetzt. Auf der gebahnten Spur erreicht er sein Ziel ohne Verirrung.

2. Der Gegenstand wird in keiner Weise in seiner Bewegungsfreiheit eingeschränkt. Er kann sich überallhin im Raum bewegen. Am Zielort ist aber ein Magnet angebracht, der den Gegenstand zu sich heranzieht. Auch auf diese Weise erreicht er sein Ziel sicher.

Wenn man nun diesen rein physikalischen Sachverhalt auf Phänomene der Erziehung überträgt und in dem zu bewegenden Gegenstand den Menschen sieht, der zu seinem Ziel gebracht werden soll, erkennt man sogleich, daß es sich im ersten Fall um den Weg der starren Form, um Erziehung durch

Zucht und Ordnung handelt und im zweiten um den Weg der Gestalt, die im freien Kräftefeld durch die anziehende Wirkung des Ziels zu sich selbst gelangt.

Was aber hier so mechanisch und der Deutlichkeit halber scheinbar unvereinbar nebeneinandergestellt ist, wirkt in der Natur in sinnvoller Weise zusammen. Ein lebender Organismus kann nur im harmonischen Zusammenwirken von geleiteten und frei sich bewegenden Kräften existieren. Man denke nur an die im menschlichen Körper wirkenden Kräfte, an die verschiedenen Leitungsbahnen wie die Luftwege, die Blutbahnen und Nervenstränge.

Gerade in einem lebendigen Organismus gibt es Bewegungen von Körpern, die nur zum Teil durch die vorgeschriebenen Bahnen geleitet werden, einen großen Teil des Weges aber frei durch das Gewebe machen müssen, wobei sie vom Ziel her angezogen werden. Man denke zum Beispiel an die Bewegungen des Blutes oder der Lymphe, die nur so ihren Zweck der Ernährung, der Energiezufuhr und der Abfuhr von Abfallstoffen erfüllen können. Die Anziehung wirkt von jenem Ort aus, an dem infolge verstärkter Organtätigkeit der größte Bedarf an Zufuhr herrscht.

Aber noch an einem anderen erstaunlichen Beispiel finden wir, daß der Körper streckenweise auf Leitungsbahnen verzichtet, und zwar an entscheidender Stelle. So münden beispielsweise die Eileiter keineswegs einfach an ihrem oberen Ende in die Eierstöcke ein, sondern sie münden frei in die Bauchhöhle. Das gereifte Ei muß, aus dem ebenfalls frei aufgehängten Eierstock, sozusagen im freien Fall, den Weg in den Uterus finden. Dabei wird es durch eine saugende, anziehende Bewegung des Eileiters dirigiert.

Wenn man diese Erkenntnis vom organischen Funktionieren nun für die schöpferische Erziehung nutzbar machen möchte, dann läßt sich zunächst einmal sagen, daß Vorschriften und Regeln absolut notwendig sind, es mit ihnen allein jedoch nicht getan ist; es bedarf außerdem einer Hingabe an Bewegungskräfte, die vom Ziel her den Bewegungsvorgang mitsteuern.

Wenn ein Mensch sich einer solchen Bewegungskraft überlassen soll, braucht er Vertrauen und eine psychologische Einsicht in das Ziel; in gestalttheoretischer Terminologie heißt das: er muß zwischen sich und dem Ziel einen genügend großen »Gestaltzusammenhang« spüren. Eine gewisse Ahnung vom Sinn des zu Erreichenden muß ihm den Mut für den »freien Fall« geben. Daß der einzelne diesen Mut fassen kann, muß in den Bedingungen der Aktivität begründet liegen.

Zunächst kommt es darauf an, daß ein ausgewogenes Gleichgewicht besteht zwischen jenen Kräften, die in Bahnen verlaufen, und jenen, die vom Ziel her gesteuert werden. Sicherheit durch gewisse Richtlinien ist für freiheitliche Entwicklung sogar Voraussetzung.

Ich habe bisher die Notwendigkeit der Befreiung von starren Formen betont, weil dies im Rahmen unserer technisierten Kultur wichtig erscheint, aber genauso wie Starrheit kann eine forcierte Bewegung mit dem Ziel, strenge Bahnen aufzubrechen und sich von ihnen ganz unabhängig zu machen, am Lebendigen vorbeiführen. Es handelt sich dann um falsch verstandene Freiheit, die zu Verantwortungslosigkeit führt. Wir haben das zum Teil in der überschwappenden Bewegung der »antiautoritären Erziehung« erlebt.

> »Wenn bei echt schöpferischer Arbeit von Freiheit die Rede ist, so kann dabei überhaupt nie Freiheit im Sinne von Willkür oder Beliebigkeit gemeint sein, sondern stets nur im Sinne des Freiseins von inneren oder äußeren Hindernissen, die das Verfehlen des eben verfolgten Zieles äußerlich unmöglich machen sollen, außerdem der Freiheit von Kräften, die uns auf das Ziel hinstoßen sollen, ohne daß sie selbst sachlich irgend etwas mit ihm zu tun haben.«[33]

Damit aber ein Ziel in schöpferischer Freiheit erreicht wird, ein Ziel, das Entwicklung bedeutet, müssen nach W. Metzger folgende Bedingungen erfüllt werden:

1. Bestimmte Kräfteverhältnisse, und zwar:

a) genügende Anziehungskraft des Zieles; dazu als

psychologische Vorbedingung: genügender Einblick in Ziel und Bewegungsfeld;

b) größtmögliche Ungestörtheit durch Kräfte anderen Ursprungs und anderer Richtung.

2. Eine bestimmte Beschaffenheit des »Bewegungsraumes«, und zwar muß dieser:

a) Bewegungsfreiheit gewährleisten,

b) möglichst frei sein von zielfremden, ablenkenden Bahnen und Hindernissen.[34]

Ich möchte im folgenden diese Bedingungen näher betrachten und ihren Bezug zum Malatelier herstellen.

Zu 1a): Genügende Anziehung des Zieles und genügender Einblick in Ziel und Bewegungsfeld

Das Malen ist eine Aktivität, die sich, wie ich im vorangehenden beschrieben habe, dadurch als eine schöpferische auszeichnet, daß sie ihr Ziel noch gar nicht kennen kann. Daher kann der Einblick in das Ziel nicht zu einer im voraus fest definierten und anzustrebenden Form führen.

Das im voraus Gewußte, das vor dem inneren Auge bereits Geschaffene, ist nur ein kleiner Teil dessen, was sich dann während des Gestaltungsprozesses entwickelt. Es kann vielleicht ein erster Anstoß für ein Bild sein, wenn ich weiß: Heute male ich einen Baum. Was aus dem Baum wird, wie er sich entwickelt und schließlich auf dem fertigen Bild aussieht, hängt von zahlreichen, vorher nicht berechenbaren Einflüssen ab.

Das Erleben des Augenblicks geht als wesentlicher Teil mit in die Gestaltung ein. Wichtig ist, daß ich entspanne und bereit bin, auf innere Impulse zu reagieren. Dann erlebe ich die Spuren, die ich auf dem Papier hinterlasse, als eine Überraschung und kann mich ihrem Verlauf überlassen. Ganz von selbst zieht eine Linie die andere nach sich und diese die nächste. Und die Körperschwingungen manifestieren sich durch einen bestimmten Duktus des Pinselstriches. Es ist ein großes sinnliches Vergnügen, die Farben aufzutragen und das Zusammenspiel von Farben und Formen wachsen zu sehen.

Der »Gestaltzusammenhang« des Dargestellten mit mir, dem Darstellenden, ergibt sich aus der Intensität, mit der ich arbeite. Während dieses Prozesses, der wie von selbst abläuft, tauche ich tief in die inneren Bilder ein, und immer mehr bin ich das, was ich tue. Dabei gehe ich wie im Spiel, in träumerischer Selbstvergessenheit meiner Wege, bewege mich völlig frei auf dem Bild und gelange schließlich zu einer Gestaltung, die sich aus der Grundgestimmtheit meines Erlebens selbst entworfen hat.

Daß dies alles geschehen kann, daß die Anziehungskraft des Zieles den Malenden erreicht und er sich von ihr führen läßt, dazu bedarf es einer vertrauensvollen Atmosphäre. Nur in der absoluten Sicherheit, mit allen Ausdrucksmöglichkeiten im Atelier voll akzeptiert zu sein, kann der einzelne Malende entspannen und sich selbst aktualisieren. Zu seinem Einblick in das Bewegungsfeld, das ja ein inneres Bewegungsfeld ist, gehört ganz wesentlich das Abbauen von Ängsten und damit das Aufgeben von gewohnten Mustern, damit an ihre Stelle der Mut zu neuen Möglichkeiten treten kann. Hierbei hilft der Atelierleiter durch seine stützende und akzeptierende Haltung. Ohne Wertung bejaht er die jeweilige Ausdrucksfähigkeit des einzelnen.

Mit der wachsenden Erfahrung, daß er von außen keiner Hinweise und Richtlinien bedarf, um das Bild inhaltlich zu bestimmen, kann der Malende sich dem Malen hingeben. Er lernt, auf seine eigenen Erwartungen an eine Leistung zu verzichten. Er ist niemandem Rechenschaft schuldig. Je mehr ihm das zur selbstverständlichen Gewißheit wird, desto unverstellter öffnet sich ihm der Einblick in das innere Bewegungsfeld, desto unmittelbarer kann er sich zum Ausdruck bringen. Aus dem Starren wird das Lebendige. Man kann diesen Prozeß immer wieder beobachten, wenn man eine Serie von Bildern betrachtet, die bei einem Malenden innerhalb eines gewissen Zeitraumes entstanden sind. Als Beispiel möchte ich vier Bilder einer vierzigjährigen Frau zeigen. Sie sind im Verlauf von zweieinhalb Jahren entstanden. Dazwischen sind andere Bilder entstanden, ich habe jedoch absichtlich diese Bilder ausgewählt, weil sie das gleiche innere Thema verfolgen. Es geht mir darum zu zeigen, wie der Weg von der starren Form durch die im Malatelier mögliche Entspannung zu einem Lebendigwerden und einer Intensivierung des Ausdrucks führt (siehe Abb. 13, 14, 15, 16).

An diesen vier Bildern erkennt man deutlich, daß der Ausdruck zu einer Entwicklung führt. Es bleibt nicht bei einer einmaligen Aussage. Das innere Thema setzt sich, wenn es anhaltend ist, immer wieder durch, auch wenn Wochen dazwischen liegen. Die kontinuierlich fortgesetzte Übung gibt Gelegenheit zur Wiederaufnahme einer inneren Situation, wenn infolge der Loslösung von Zwängen und des Lebendigwerdens eingefrorener Bewegungen eine Wende eingetreten ist. Der Ausdruck bringt die Verwandlung des inneren Erlebens zutage, und gleichzeitig verwandelt er das innere Erleben. Das Erleben und das Vermögen, Erleben auszudrücken, sind zwei sich gegenseitig stützende Kräfte. In diesem Beispiel ist es ganz offensichtlich, daß der Ausdruck im Verlauf des Malprozesses wesentlich fließender und reicher geworden ist. Man spürt das Mitschwingen der Malerin, die sich malend unmittelbar ihren inneren Tendenzen anpaßt. Diese Bildserie spricht von der Erlösung zu einer starken Dynamik.

Der Ausdrucks- und Lebenswille, der im ersten Bild wie ein erstickter Schrei unter stark kontrollierenden Augen im Innern der Malerin eingesperrt ist, kann sich im Laufe des Malprozesses verdeutlichen, bis er tatsächlich zum Durchbruch kommt. Indem die Malerin diesen Prozeß, Strich für Strich, in stundenlanger Arbeit darstellt, ergibt sich als Rückwirkung eine Stabilisierung ihres gesamten Lebensgefühles auch außerhalb des Ateliers. Und durch diese Erfahrung, daß der Malprozeß ganz unmittelbar das Eigene betrifft, sind die Anziehung des Zieles und der genügende Einblick in Ziel und Bewegungsfeld am besten definiert.

Zu 1b): Größtmögliche Ungestörtheit durch Kräfte anderen Ursprungs und anderer Richtung

Das Malatelier ist in seiner Eigenschaft als Schutzraum Hüter der Ruhe und der Sammlung des einzelnen. Wenn jemand im Malatelier malt, dann weiß er genau, daß diese Stunde ganz für ihn reserviert ist, daß er sich von allem anderen, von allen Verpflichtungen sonst lösen kann, um nur bei sich selbst zu sein. Hier hat er seinen Platz. Hier ist er auch allein. Jeder ist mit sich allein. Weder Ehepartner noch Mutter, weder Bruder noch Schwester, weder Sohn noch Tochter teilen mit ihm diese Intimität. Das heißt, der Malende ist bei diesem Tun von allen Arten von Bindungen und Beeinflussungen abgeschirmt. Nur in dieser Freiheit kann er den Alltag vergessen und sich gestaltend, wenn nötig, auch an Tabus heranwagen, die ihm unter Umständen bei der Bewältigung seelischer Konflikte hilfreich sein können. In diesem Zusammenhang ist die Regel zu verstehen, daß im Atelier weder Geschwister noch Mutter und Kind, noch andere Zusammengehörende aufgenommen werden. Diese von Arno Stern aufgestellte Regel hat man oft zu revidieren versucht, weil es manchmal schwer ist, eine Person, die doch auch *so gern* malen möchte, auszuschließen. Aber im Interesse des einzelnen hat sich immer wieder erwiesen, daß diese Regel ihren Sinn hat. Das Malen auf diese Weise gehört zu den Aktivitäten, die man für sich *allein* braucht. Die Gewißheit, daß auch vom Atelierleiter diese Intimität des Ateliers geschützt wird, wirkt sich auf das Selbstgefühl des Malenden stärkend aus. Mütter kleiner Kinder sehen die Konsequenz, mit der das gehandhabt wird, oft sehr schwer ein:

> »Wenn eine Mutter sich informieren kommt, lasse ich sie natürlich, da es außerhalb der Stunden ist, ins Atelier eintreten, aber ich bitte sie, es dem Kind nicht zu beschreiben. Wird das Kind bei der Anmeldung von der Mutter begleitet, lasse ich es das Atelier nicht betreten bis zu dem Augenblick, da es dann wirklich zum Malen kommt. Das ist eine Maßnahme, an der ich festhalte. Sie kommt dem Malen zugute, denn der Ort wird dann unmittelbar als mit einer Aktivität verbunden erlebt.«*

* »Lorsqu'une maman vient s'informer, je lui permets d'entrer à l'atelier

Daß Eltern dann später nicht mehr eingelassen werden, stößt immer wieder auf Befremdung und muß sorgfältig erklärt werden. Ich habe es zum Beispiel oft erlebt, daß Kinder Eifersuchtsprobleme ausdrücken. Entweder wird auf dem Bild jemand überfahren oder erschossen, oder es geschieht einer Person sonst etwas Schlimmes. Der kleine K. malte beispielsweise eines Tages ein Bild mit einem Kinderwagen, der von einem Jungen geschoben wurde. Auf dem Boden daneben lag das Baby. K. schaute mich verschmitzt an und sagte: »Der hat so stark gerüttelt, da ist es eben herausgefallen – jetzt ist es tot. Weißt du, wer das Baby ist?«

K. hat sich mit dieser Darstellung von einer heftigen Eifersucht auf sein Schwesterchen befreit, das er sehr liebte, dem er aber doch nicht verzeihen konnte, daß es ihm den Rang bei der Mutter streitig machte. Wäre die Mutter in der gleichen Malstunde anwesend gewesen, dann hätte K. dieses Problem sicher nicht zur Darstellung gebracht. Er hätte vielmehr im Bestreben, der Mutter auch in diesen Äußerungen zu gefallen, sich nach ihren Vorstellungen von ihm als liebem Brüderchen ausgerichtet.

Überhaupt ist jede Art der Ausrichtung auf ein fremdes Ziel weitgehend ausgeschaltet. Es werden keine Fragen bezüglich des gemalten Inhaltes gestellt, keine Anregungen gegeben. Jeder lernt zu seiner Art des Malens zu stehen und malt an einem Bild so lange als nötig. Manchmal entstehen während einer Stunde drei Bilder, manchmal malt man vier Wochen lang oder mehr am gleichen Bild.

Im Atelier sicher und ungestört sein bedeutet auch, daß man innerhalb der Gruppe von Malenden vor Einwänden und Korrekturen sicher ist. Wenn zum Beispiel ein Kind dem anderen zuruft: »He, das gibt es ja gar nicht, sieben Finger an einer

---

lorsqu'il est hors d'activité, mais je lui demande de ne pas le décrire à l'enfant et, s'il l'accompagne, je ne lui permets pas d'y pénétrer avant le moment même où il viendra y travailler. C'est que l'effet de dépaysement est profitable à l'expression et je tiens à ce que ce lieu soit immédiatement associé à une activité.«[35]

Hand . . .«, dann muß der Atelierleiter am Anfang noch eingreifen und darauf aufmerksam machen, daß man sehr wohl so malen kann. Er antwortet etwa: »Bei dir kannst du es so malen, wie du es richtig findest. A. macht es eben so.«

Natürlich hat eine Hand fünf Finger. Aber es gilt ja, das Erleben des malenden Kindes in Schutz zu nehmen. Und es gibt wirklich triftige Gründe für das Malen unzähliger Finger. Kinder betonen immer das besonders Wichtige durch Größe, Anzahl oder Verzierung.

Das Kind lernt, sein Interesse bezüglich des Malens auf sich selbst zu richten. Es hat für den anderen keine Verantwortung zu tragen, und das betroffene Kind lernt sich durch die erfahrene Bestätigung bald selbst so weit abgrenzen, daß es sagen kann: »Ich mache es, wie ich will.«

Im Atelier kann ein Kind zum anderen sagen: »Wenn du mir das Bein stellst, stört mich das.« Es darf nicht sagen: »Elefanten mußt du grau malen und nicht gelb.«

Das, was ich soeben in Anlehnung an Metzgers Modell ausgeführt habe, sind die inneren Bedingungen für das spontane Malen, denn zu ihrer Erfüllung gehören ja wesentlich die Bereitschaft und die Einstellung des Malenden. Damit sich diese aber sinnvoll entwickeln können, bedarf es auch des geeigneten Rahmens, also äußerer Bedingungen, welche als Stütze oder Ermöglichung der Aktivität definiert werden. Sie gehören sozusagen als feste Leitungen zum Organismus des Ateliers, die den Kräften, die sich dann frei zu orientieren haben, den Weg ebnen.

Zu 2a): Der Bewegungsraum muß Bewegungsfreiheit gewährleisten

Das Malatelier als Bewegungsraum ist praktisch eingerichtet. Es erlaubt in seiner Einfachheit einen raschen Überblick über das zur Verfügung stehende Material.

Auch die Maltechnik ist sehr einfach. Das Malen im Atelier verzichtet auf das Raffinement künstlerischer Ausgestaltung, es fließt unmittelbar aus einer für den Ausdruck günstigen Körperhaltung. Es ist daher beispielsweise von Bedeutung, den richtigen Abstand vom Blatt zu wahren, damit durch zu große Nähe Bewegungen nicht blockiert werden und die Gefahr ausgeschaltet wird, daß der Malende sich seiner Bewegungsfreiheit beraubt, indem er durch Anlehnen an die Wand oder das Aufstützen der Hand während des Malens seine Impulse hemmt. Wichtiger als die Exaktheit der gezogenen Linie ist, daß sie aus freiem Atem, aus freier Hand hingesetzt wird. Deshalb wird im Stehen gemalt.

Optische Reize und zufällig entstehende Effekte, die sich während des Malens ergeben können, beispielsweise durch das Ineinandertropfen von Farben, werden im Atelier nicht verfolgt. Hier gilt nur die geführte Pinselspur. Die Übungen zum Schöpferischen bestehen nicht darin, sich ein möglichst großes Spektrum von Ausführungsmöglichkeiten anzueignen, sondern im Vertiefen *einer* zur Verfügung stehenden Möglichkeit. Dadurch ergibt sich eine einheitliche und einfache Art des Vorgehens während des Malens.

Die Farben sind eine geschmeidige, wasserlösliche Paste; sie können je nach Bedarf dünn oder dick aufgetragen werden, wirken je nachdem lasierend oder deckend. Sie eignen sich auch zum Fingermalen. Das Mischen ist in uneingeschränkter Variation möglich. Die sehr feinen, rundgebundenen Pinsel gewähren ein differenziertes Auftragen von Farben, von der haarfeinen Linie bis zum fast flächigen Malen. Es ist wichtig, daß der Malende immer für eine gewisse Konsistenz der Farbe sorgt, damit der Pinsel flüssig der Handbewegung folgt.

Es ist zu betonen, daß im Atelier nur hochwertige Gestaltungsmittel verwendet werden. Vom Arbeiten mit sogenanntem Wegwerfmaterial, Abfallprodukten der Konsumgüter, das mancherorts für »kreative« Aktionen genauso verbraucht und verschlissen wird, wie man zuvor die darin verpackten Gegenstände konsumiert hat, halte ich nichts. Die Kostbarkeit des Materials verweist auf die Kostbarkeit des Gegenstandes der Beschäftigung.

Das Atelier ist nicht groß. Von jedem Punkt des Raumes aus ist jede Farbe, die ja ihren festen Platz auf der Palette hat, bequem zu erreichen. Jeder Malende wechselt zwischen Blatt und Palette hin und her. Daraus ergibt sich ein gleitendes Bewegen aller Teilnehmer der Stunde. Durch dieses Aneinandervorbeibewegen spürt man sehr stark die Präsenz der anderen. Man ist zusammen, aber man stört sich nicht. Ein Malender drückte dieses Gefühl einmal so aus: »Es ist gut, daß ich da allein bin, aber nicht einsam.«

Zum reibungslosen Ablauf des Malens gehört weiter, daß alles immer am gleichen Platz steht – die leeren Töpfchen für die Mischfarben, die Spachtel zum Herausnehmen der Farbe und die leeren Blätter. Die vertrauten Handgriffe erleichtern den Umgang mit den Dingen und erlauben jederzeit ein direktes Einsteigen in die Aktivität. Selbst nach längerer Pause. Die Unkompliziertheit des Umgangs mit den Utensilien des Malateliers gibt allen, vom vierjährigen Kind bis zum Erwachsenen, das Gefühl: Ich kann malen.

Zu 2b): Der Bewegungsraum muß möglichst frei sein von zielfremden, ablenkenden Bahnen und Hindernissen

Zentral für das Atelier ist, daß nur ein einziges Ausdrucksmittel zur Verfügung steht; Ablenkung wird vermieden. Diese Notwendigkeit der Beschränkung auf ein Ausdrucksmittel hat sich in jahrelanger Erfahrung bestätigt. Es geht im Atelier nicht darum, vielseitig anzuregen und verschiedenartige Techniken auszuprobieren. Verfügte das Atelier gleichzeitig über einen Tisch, an dem u. a. getöpfert, gesägt und geklebt würde, dann hätte zwar der einzelne viele Möglichkeiten, von einer Tätigkeit in die andere überzuwechseln und dabei sicher originelle Gestaltungen hervorzubringen, er käme aber nicht zu dem im Atelier intendierten Ausdruck tiefen seelischen Erlebens. Man kann immer wieder beobachten, daß gerade dann, wenn ein Malender etwas Wichtiges, ihn stark Betreffendes zum Ausdruck bringen will, heftige Widerstände auftauchen – und daß er in diesem Augenblick lieber flüchten als die Schwellenangst nach innen überwinden möchte. Dann natürlich kommt es sehr gelegen, wenn man eine Sache liegen lassen und schnell etwas Neues beginnen kann.

Solches Verhalten würde aber am Ziel vorbeiführen und im Grunde tiefes Unbehagen zurücklassen. Ein breites Spektrum von handwerklichen Tätigkeiten kann ja in eigens dafür eingerichteten Werkstätten angeboten werden. Ins Malatelier gehört nur das Malen.

In Diskussionen stößt man immer wieder auf eine gewisse Angst vor dieser Einschränkung. Man kann sich anscheinend in der Flut der Ereignisse nicht mehr vorstellen, daß man sich wirklich einmal nur *einer* Sache widmet und diese über längere Zeit hinweg kontinuierlich verfolgt.

Das Atelier ist auch nicht zu verwechseln mit Spielgruppen, in denen unter anderem auch gemalt wird. Dort setzt man sich, wenn man keine Lust mehr hat, auf eine Schaukel oder schlägt Purzelbäume. Auch ist das Atelier nicht der Ort, wo man, wie viele Mütter meinen, endlich einmal so richtig schmieren kann. Alle solche Ablenkungen gehören nicht in diese Stunde einmal pro Woche; was zählt, ist die Konzentration.

Eine wesentliche Eigenart des Malateliers, die vor Ablenkung und Orientierung an allen möglichen Vorgängen des Alltags schützt, ist die Tatsache, daß das Atelier keine Fenster hat. Das sehen viele anfänglich nur schwer ein. Doch lernt jeder Malende mit der Zeit begreifen, daß hier Einblicke und keine Ausblicke vermittelt werden.

Die notwendige Forderung nach Licht, Luft und Sonne, nach Reizen und Anregungen der Sinne und Gedanken soll damit keineswegs abgetan, nur für eine Weile beiseite gelassen werden. Es geht um die Verarbeitung von Lebens- und Erfahrungsinhalten, die sich im Innern der Malenden bereits niedergeschlagen haben und der Reaktualisierung bedürfen.

Wer eintritt, läßt die reale Welt draußen. Wenn mich ein Kind fragt: »Hat eine Schnecke Beine?«, dann sage ich nicht:

»Komm, wir suchen eine und schauen nach«, sondern ich antworte: »Wenn du ihr welche malen möchtest, dann tue es.«

Für manchen ist die Unmöglichkeit, seine Darstellung mit der äußeren Wirklichkeit zu vergleichen, zunächst sehr verunsichernd. Es dauert entsprechend lange, bis er entspannen und seine innere Wirklichkeit zulassen kann. Der Ausdruck sucht sich seine Form und nicht umgekehrt.

Die fensterverdeckende Holzwand, mit der das Atelier rundherum und von der Decke bis zum Boden ausgekleidet ist, erschließt eine große Malfläche. Die Malblätter haben eine Ausgangsgröße von 50 mal 70 Zentimetern; aber wenn eine Gestalt sich ausbilden will, dann kann man ein weiteres Blatt ansetzen. Oder wenn jemand ein Feuer malt und das Feuer sich zu einem ungeheuren Brand entwickelt, dann wird ihm Raum gegeben.

Die Holzwände sind mit Packpapier überzogen, das gibt ihnen einen einheitlichen Unterton. Mit der Zeit wird dieses Packpapier zum Träger Tausender von Farbspuren, die die gemalten Bilder hinterlassen, denn jeder Malende malt immer ein wenig über den Rand hinaus. Mit zunehmender Farbigkeit verwandeln sich die Malwände in einen rundum schillernden, scheinbar nicht mehr fest umbauten Raum.

> »Denn sie scheinen aus farbigen Vibrationen zu bestehen, die nach allen Seiten hin ausstrahlen, die Konturen auflösen und so das Raumgefühl des Eintretenden täuschen.«*

Man kann sich leicht vorstellen, welch große Herausforderung ein weißes Blatt auf diesem Hintergrund bedeutet. Auch das ist ein Merkmal, welches das freie, zielgerichtete Arbeiten unterstützt.

Während der Malstunde wird manchmal geplaudert, manchmal gelacht oder geschimpft. Dabei beziehen sich die Äußerungen meistens auf die Belange des Malens. Manchmal ist es so still, daß nur die Stille selbst zu hören ist. Dann knistert es im

* »Car ils semblent faits de vibration colorée . . ., irradiant de toutes parts vers l'espace de la cellule, estompe ses contours, fausse les estimations spatiales de celui qui pénètre en ce lieu . . .«[36]

Raum förmlich vor Energien, die sich ihren Weg auf den Bildern bahnen.

Zum Abschluß dieses Kapitels möchte ich noch kurz auf die Notwendigkeit eingehen, die das freie Malen zu einer Gruppenaktivität macht. Obwohl man nicht von einem gruppendynamischen Prozeß sprechen kann, hat die Gruppe doch ihre große Bedeutung für diese Aktivität, sozusagen als Gesellschaft in dieser Welt des Ateliers. Die Gruppe bildet den sozialen Rahmen für alle, die kommen, um sich mit ihrer eigenen Individualität zu beschäftigen. Oberflächlich beurteilt mag das sehr egozentrisch aussehen – aber im Grunde ist dieses tätige Zusammensein eine Übung in Abgrenzung, wenn man so will, eine wertfreie Art, sich selbst zu sein und den Nebenstehenden sich selbst sein zu lassen.

Die gemeinsame Benützung des Materials bietet genügend Möglichkeiten der Kontaktaufnahme mit anderen Gruppenmitgliedern. Ein Pinsel zum Beispiel muß, wenn man ihn nicht mehr braucht, für den anderen wieder sauber zurückgelegt werden, oder man muß vielleicht zur Seite rücken, weil der Nachbar ein weiteres Blatt anhängen will, oder man möchte eine Farbe benützen, die ein anderer gerade gemischt hat. Man übt Höflichkeit und Rücksichtnahme und erfährt diese auch am eigenen Leib – man lernt sie in Anspruch nehmen.

Ich habe mir oft überlegt – und bin auch oft gefragt worden –, ob man diese Art Malen nicht genausogut zu Hause allein verfolgen könnte. Ich bin zu der Überzeugung gekommen, daß es nicht möglich ist.

Die Gruppe übt eine eigentümliche Wirkung auf den Malenden aus, sie zieht ihn unwillkürlich in die Aktivität hinein und hilft zudem auch entscheidend mit, die Disziplin aufrechtzuerhalten. Man kann sich vorstellen, daß es sehr viel schwerer ist, zu Hause im stillen Kämmerlein auftretende Abwehrmechanismen zu überwinden und im entscheidenden Moment an der Arbeit zu bleiben – in der Gruppe wird der Malende durch den Ritus, der alle einschließt, gehalten. Jeder kann in die gleiche Lage kommen, jeder kann Frustration oder Befriedigung erleben; und beides lernt man hinnehmen als Erfahrung des Malprozesses.

In Gruppen mit Kindern spielt die Möglichkeit, Wettbewerbsverhalten abzubauen, die wichtigste Rolle. Größer oder schneller oder besser malen als ein anderer, dies sind Kriterien, die nichts gelten. Und da sich die Gruppe meistens aus verschiedenen Altersklassen zusammensetzt, läßt sich auch eine Autoritätsproblematik angehen. Mit hilfreichen Hinweisen von seiten der Leiterin des Ateliers verliert zum Beispiel ein Kleiner seine Scheu vor einem Großen, oder ein Großer, der es gewohnt ist, über Gebühr auf einen Kleineren Rücksicht zu nehmen, lernt das eigene Recht in Anspruch nehmen. Hier ist man einer unter anderen, aber man *ist* jemand. Jemand mit einem eigenen Thema.

Mit der Beschreibung des Ateliers und der dort stattfindenden Aktivität anhand der von W. Metzger aufgestellten Bedingungen für eine Erziehung zur schöpferischen Freiheit wollte ich deutlich machen, wie Leitungsbahnen in Form von Raum und Regeln eine im wesentlichen vom Ziel her definierte Aktivität begünstigen. Das Malen als Entwicklungsprozeß trifft ins Eigene. Das ist ein Ziel, welches den Malenden immer wieder lockt und zu sich heranzieht. Arno Stern hat mit seinem Atelier verwirklicht, was von W. Metzger gedacht worden ist.

# Bemerkungen zum Stil der Kindermalerei

Der Zeitraum zwischen dem dritten und achten Lebensjahr ist die Zeit für »Kinderkunst« schlechthin. Und ganz abgesehen von den für einzelne Entwicklungsphasen typischen Phänomenen entstehen in dieser Zeit jene Bilder, die für Erwachsene von so großer Faszination sind. Man kann sich der Wirkung der Unmittelbarkeit, der unverfrorenen Farbgebung, der Unbekümmertheit, mit denen das Kind Gegenstände kombiniert, kaum entziehen. Und so ist es gerade diese Stufe der kindlichen Darstellung, von der auch Künstler entzückt sind. Wir wissen zum Beispiel von Klee, Miró, Kandinsky, daß sie sich immer wieder mit dem Phänomen des kindlichen Gestaltens auseinandergesetzt und auch Elemente der kindlichen Darstellung in ihren Werken verwendet haben.

Picasso, der sich mit ungebrochener Vitalität sein Leben lang um eigenen Ausdruck bemühte und sich rigoros von den konventionellen Kunstströmungen seiner Anfangszeit abwandte, scheint mit kindlicher Seele zu sprechen, wenn er sagt:

> »Wie gräßlich für den Maler, der Äpfel nicht ausstehen kann und sie doch die ganze Zeit verwenden muß, weil sie so gut zur Tischdecke passen! Ich verwende in meinen Bildern alle Dinge, die ich gern habe. Wie es den Dingen dabei ergeht, ist mir einerlei – sie müssen sich eben damit abfinden.«[37]

Aber das Kind ist bei aller Ausstrahlung, die es seinen Bildern zu verleihen vermag, nicht der kleine Künstler. Sein Werk ist vielmehr Endprodukt eines tätigen Erlebens, das seinen Sinn *in sich* hat, nicht im fertigen Produkt. Die kindlichen Darstellungsphänomene sind denn auch, wie wir noch sehen werden, keine Auswüchse der Phantasie und folgen nicht einem bestimmten Konzept, es jetzt mal ganz anders zu machen als alle anderen, ihre Formen entsprechen vielmehr einer inneren Notwendigkeit. Wenn seine Darstellungen skurril erscheinen, weil sie Verzerrungen unterliegen, so will das Kind damit nicht witzig sein. Es beschreibt vielmehr, was für es wichtig ist. Woher die Notwendigkeit stammt, die Dinge so zu gestalten, wie sie das Kind gestaltet, versuchte ich aus den ontogenetischen Wachstums- und Reifebedingungen herzuleiten.

Der Stil der Kindermalerei wird außerdem von verschiedenen weiteren Merkmalen bestimmt:

1. Was wichtig ist, wird durch besondere Ausschmückung betont oder es wird besonders groß gemalt. Der Mund, die Hände, der Kopf sind in einer gewissen Phase unverhältnismäßig groß – der Mensch ist dann meistens größer als das danebenstehende Haus. Ob diese Figur in ihrem Haus Platz hat, ist eine völlig irrelevante Überlegung, die Figur ist eben wichtiger.

2. Was wichtig ist, wird zuerst gemalt. Daraus ergibt sich eine besondere Art der Darstellung: daß sich nämlich andere Phänomene, zum Beispiel der Hintergrund, dem, was schon gemalt ist, anpassen muß, auch wenn es sich um etwas so Differenziertes handelt wie das Astwerk eines Baumes. Es wäre absolut falsch, dem Kind für das nächste Mal zu empfehlen, es solle erst mal nachdenken, bevor es zu malen anfange. Dieses Vorgehen setzt eine Konzeption des Bildes voraus und widerspricht dem spontanen Vorgehen beim Gestalten. Ein im voraus gemalter Hintergrund würde das Kind von vornherein festlegen – es könnte sich dann, nachdem es seinen Baum gemalt hat, nicht mehr dafür entscheiden, zum Beispiel gar keinen Hintergrund zu haben. Schöpferisches Arbeiten hat mit rationell arbeiten gar nichts zu tun, im Gegenteil. Aus den Schwierigkeiten ergibt sich hier wie auch sonst im Leben der Anstoß zu originellen Lösungen.

3. Was die Farbe betrifft, so sind die Kinderbilder in der ersten Zeit dadurch gekennzeichnet, daß die Farbwahl keineswegs der Realität angepaßt ist. Ein Mensch kann grün sein, ein Elefant gelb, eine Straße rosa. Das Kind erkennt wohl die ein-

zelnen Farben, wendet sie auch differenziert an, aber die genaue Zuordnung erwirbt es sich erst viel später.

4. Die Kindermalerei hat, weil sie absolut naiv und spontan ist, den Charakter des Vorläufigen. Das heißt, sie unterliegt nicht der Gefahr, in einem Perfektionismus zu erstarren. Eher geht sie über die Grenzen des Ästhetischen hinaus in Richtung Überladenheit vor lauter Ausdruckseifer. Es ist aber gerade diese gebündelte Energie, die sich so unmittelbar auf den Betrachter überträgt, ihn inspiriert und erheitert. Der Charakter des Lebendigen, das da seine Spuren hinterläßt und dadurch genauso selbstverständlich wie arglos von sich Kunde gibt, ist wohl das, was uns Erwachsene so stark berührt, wenn wir Kinderbilder betrachten. Mitteilungen aus dem Inneren, die ins Innere treffen.

# Die bleibende Spur

Das Kritzeln mit Stiften auf einer Unterlage ist die erste schöpferische Hinterlassenschaft des Kindes – seine erste bleibende Spur. Um die Bedeutung des Spurenhinterlassens zu ermessen, muß man an die Bedeutung anderer, weitaus archaischerer Formen des Spurenhinterlassens denken. Wie entscheidend ist es beispielsweise für die Entwicklung des Kindes, wenn es sich der Kontrolle über seine Ausscheidungen bewußt wird: es zeigt der Mutter stolz das Töpfchen mit dem Ergebnis vor. Oder: wie fasziniert verfolgt ein Kind das Rinnsal, das zwischen seinen Beinchen wegläuft, wenn es im Eifer des Spiels nicht daran gedacht hat, der Mutter sein Bedürfnis anzumelden. Heute dürfen viele Kinder nackt auf den Sandspielplätzen spielen, da kann man dies manchmal beobachten. In diesen Augenblicken fallen die Kinder durch eine ganz besondere Konzentration auf. Manchmal sind sie dann dabei, das Rinnsal mit den Fingern in verschiedene Richtungen hin abzuzweigen.

Die Hingabe, mit der all dies geschieht, und der selbstvergessene Ausdruck im Gesicht des Kindes können eine Ahnung davon vermitteln, wie eng Lust mit dem Hervorbringen und Verfolgen der eigenen Spuren gekoppelt ist. Die Wichtigkeit des Spurenhinterlassens zeigt sich auch bei anderen Gelegenheiten: Am Strand beobachtet das Kind fasziniert seine Fußabdrücke; es freut sich über den ersten Schnee, in den man einen Pfad trampeln kann; im Vorbeigehen streift es mit der Hand an einem Gartenzaun entlang – dies alles sind Zeichen für den Ausdruck: Hier bin ich, hier bin ich gewesen, ich bin ein Fortschreitender.

Das Spurenziehen mit einem Stift steht meiner Meinung nach in einem natürlichen Zusammenhang mit der Notwendigkeit, dem »Dasein« durch die hinterlassene Spur Nachdruck zu verleihen.

Die besondere Möglichkeit, diesen Vorgang auch ins bewußte Erleben zu bringen, besteht beim Spurenziehen mit einem Stift darin, daß die gezeichnete Spur von einer gewissen Dauer ist. Außerdem hinterläßt man sie nicht nur, sondern man hat sie *vor* sich. Das Kind lernt die Folgen seines Tuns erkennen, es begleitet den zunächst motorischen Akt des Kritzelns mit den Augen, und daraus ergibt sich die immer bewußter gesteuerte Bewegung der zeichnenden Hand. Der Kinderpsychiater D. Widlöcher nennt dies den »Ursprungsmoment der Zeichnung, in dem das Kind einen kausalen Zusammenhang zwischen der Spur und seiner Gebärde erkennt, und die lange Zeit des Lernens beginnt, seine Gebärde zu disziplinieren«.[38]

Die entstandene Linie gehört dem Kind, sie untersteht seinem Willen, es kann mit ihr spielen, es kann sie weiterziehen oder es kann sie so lassen. Das Kind hat mit diesem ersten eigenen Tun wesentlich an Entscheidungsfreiheit und Selbstbestimmung gewonnen. Die damit verbundenen Lernprozesse und Leistungen sind natürliche Folgen seines Spielverhaltens.

Wie gesagt, ein Kind hat heute selten Gelegenheit, seinen bildlichen Ausdruck in spielerischer Freiheit zu entwickeln. Denn obwohl eine polemische, fortschrittliche Pädagogik, die sich an Vorkämpfern wie Rousseau, Pestalozzi, Rudolf Steiner und Montessori und nicht zuletzt auch an Neill orientiert, das Kind aus den nachwirkenden Idealen einer vorwiegend religiös bestimmten Erziehung erlöst hat und ihm eigene Entwicklung zugesteht, und obwohl vor allem durch die Psychoanalyse und die Entwicklungspsychologie die Kindheit ganz neue Beachtung gefunden hat, ist die Kinderzeichnung als Ausdruck kreativer Entwicklung weitgehend unbeachtet oder vielmehr mißverstanden geblieben.

Im kritzelnden Kind wird immer noch der kleine Erwachsene gesehen, der zum Beispiel das Schreiben imitiert, der jedenfalls nichts Eiligeres im Sinne hat, als groß zu werden, um alles »richtig« abbilden zu können. Man packt Papier und Stifte weg, wenn ein Kind »nur« kritzelt, bis es wirklich zeichnen kann. Die Meinung ist weit verbreitet, daß das Kind hierbei die Hilfe des

Erwachsenen brauche, wie der Erwachsene überhaupt immer noch weitgehend daran interessiert ist, das Kind zu erziehen, und das heißt, zu sich heranzuziehen; nur müßten Erwachsene begreifen, daß Erziehung zum großen Teil darin besteht, sich auf das Kind einzustellen, auf seine Bedürfnisse einzugehen.

Ein erzieherisches Bemühen, das darauf abzielt, aus dem Kind möglichst schnell einen Erwachsenen zu machen, erreicht aber nicht Entwicklung, sondern Imitation. Angelerntes Wissen und nachgeahmtes Verhalten entbehren einer wirklichen Erlebensgrundlage, die nur durch ein intensives Ausschöpfen aller Erfahrungs- und Verhaltensmöglichkeiten auf der jeweiligen Entwicklungsstufe gegeben ist. Das vorschnelle Aneignen von Fähigkeiten, die nicht »auf dem eigenen Mist« stehen, provoziert letztlich ein Gefühl der Unsicherheit. Deshalb hört man vom Kind so oft, wenn es ums Zeichnen geht: Ich kann das nicht. Genau das aber ist für Erzieher ein erneuter Beweis dafür, wie sehr das Kind Unterstützung braucht. Man gibt ihm Vorlagen, Schablonen, Ratschläge, man zeigt ihm, »wie es geht«, und so schließt sich der Kreislauf. Das Kind, welches in der Schule dann als »toller Zeichner« auffällt und den Neid der Mitschüler erweckt, ist meistens ein Kind, das besonders anpassungsfähig auf Rat und Tat der Erwachsenen eingehen kann. Meistens ist es dann gerade dieses Kind, das keine schöpferischen Fähigkeiten entwickelt hat. Ähnlich wie der Klassenprimus oft ein Versager im Leben ist.

Seit sich die Psychologie zu Beginn dieses Jahrhunderts als Wissenschaft zu etablieren begann, war die Kinderzeichnung immer wieder Forschungsgegenstand. Diesem Interesse sind einige Sammlungen von Kinderzeichnungen zu verdanken, vor allem die Sammlungen von Kerschensteiner (1905), Luquet (1913) und Krötzsch (1917) und 1969 dann die Sammlung von Rhoda Kellogg, die sich um eine Bestandsaufnahme aller möglichen Formelemente der Kinderzeichnung bemüht hat. Zunächst aber befaßte man sich mit der Frage des »Künstlerischen«. Kerschensteiner versucht eine Darstellung der zeichnerischen Begabung des Kindes. Die Gestaltpsychologen Koffka,

Bühler und Hartlaub interessieren sich für die mit der Gestaltung zusammenhängenden Probleme der Wahrnehmung. Von Metz und Probst werden Fragen der Eidetik diskutiert. Angesichts der undeutbaren Kritzel spricht man von einer motorischen Vorstellungskomponente des Kindes. Krötzsch stellt bereits fest, daß sich die Gestaltung von einer Bewegungskomponente her entwickelt – aber auch er mißt dem Kritzeln keine echte Ausdrucksfähigkeit zu. Man ist allgemein der Ansicht, das Kind kritzle, weil es nichts Besseres könne, und erst allmählich münde dieses Gekritzle in ein Funktionsganzes ein, das heißt in eine »sinnvolle« Darstellung.

Der Psychologe W. Wundt (1921) ist der Meinung, daß von »›Zeichnen‹ erst dann die Rede seine sollte, wenn Nachbildung oder überhaupt eine Bildung der Form erreicht wird«.[39]

In all diesen Abhandlungen herrscht die Ansicht vor, Zeichnen und Malen beim Kinde sei allein die Fähigkeit, wahrzunehmen und das Wahrgenommene wiederzugeben. Man hat sich nicht darum gekümmert, was die einzelnen Stufen des Darstellens für das Erleben und die Entwicklung des Kindes bedeuten könnten. Man hat sich den Phänomenen von außen her gewidmet und sie nur als Ergebnis einer differenzierter werdenden Wahrnehmung der Außenwelt betrachtet.

Heute ist mit Hilfe der psychoanalytischen Entwicklungspsychologie ein ganz neuer Zugang zu den Darstellungsphänomenen des Kindes möglich geworden. Sie hat gelehrt, wie man durch behutsamen, einfühlenden Umgang mit dem Kind zu einem neuen Verständnis seines Verhaltens kommen kann. Auf diesem Weg, auf dem der Erwachsene das Kind nicht nur vom Erwachsenenstandpunkt aus beobachtet, sondern mit ihm lebt, erreicht man auch eine neue Deutungsmöglichkeit der kindlichen Ausdrucksphänomene.

Natürlich ist dieses Vorgehen nicht unproblematisch, vor allem, wenn man sich mit dem Kind auf der präverbalen Stufe befaßt. Man steht vor der schwierigen Aufgabe, für ein Erleben begriffsbildend zu wirken, für das der eigentlich Betroffene, das Kind selbst, keine Worte hat. Es handelt sich um eine ». . .

Konstruktion eines Bildes vom Innenleben des präverbalen Kindes, eine Aufgabe, bei der koenästhetische Empathie unseres Erachtens eine zentrale Rolle spielt«.[40]

Man lernt verstehen, warum eine Darstellung so und nicht anders in Erscheinung treten muß, und man begreift, daß das Kind auf *jeder* seiner Entwicklungsstufen ein Ganzes, ein ernst zu nehmendes Ganzes ist – eben ein Kind und nicht ein Erwachsener im Embryonalzustand. Daraus folgt für die Gestaltung des Kindes, daß schon das Kritzeln seinen vollen Ausdruckswert hat, der dem Kind in einem bestimmten Entwicklungsabschnitt adäquat ist – von den Fähigkeiten in dieser Phase her gesehen und auch als notwendige Voraussetzung für die nächstfolgenden.

Gewöhnlich beginnt ein Kind mit zweieinhalb Jahren zu kritzeln – ein Kind, das mit vier Jahren ins Atelier eintritt und hier oft zum ersten Mal so richtig mit Pinsel und Farben in Berührung kommt, kritzelt auch. Es ist, als fange es mit diesen neuen Möglichkeiten noch einmal von vorne an, oder als vergewissere es sich auf jeden Fall angesichts der neuen Möglichkeiten, die sich im Atelier auftun, dessen, was es schon kann. Allerdings kommt das Kind im Atelier sehr schnell zu einer Differenzierung seines Tuns, da die endlose Kritzelbewegung, die mit dem Stift mühelos ist, mit dem Pinsel dadurch unterbrochen wird, daß die Farbe nicht endlos reicht und durch das Eintauchen und Neuansetzen des Pinsels eine Strukturierung der Gestaltung gefördert wird.

Die Phänomene der kindlichen bildlichen Darstellung, wie sie uns aus der Aktivität im Malatelier bekannt sind, zwingen uns geradezu zu einfühlender Betrachtungsweise. Mir ist bei der Beobachtung der von Kind zu Kind immer wieder ähnlichen Darstellungen, die zudem in gleicher Reihenfolge auftreten, der Gedanke gekommen, es müsse sich dabei um einen Nachhol- oder Stabilisierungsprozeß handeln, um ein geistiges Verarbeiten einer seit längerem gemachten Erfahrung.

Warum kritzelt ein vierjähriges Kind? Es kann sich doch auf anderen Gebieten schon soviel differenzierter ausdrücken.

Die Gedanken und Forschungen Margaret Mahlers, die den Augenblick der Geburt nicht mit der psychischen Geburt des Kindes gleichsetzt, haben mich dazu angeregt, die Phänomene des freien Malens mit den von ihr beschriebenen Stufen der Loslösung und Individuation in Verbindung zu bringen. Margaret Mahler fragt nach dem Wesen des psychischen Erlebens von Kleinkindern. Das Neugeborene erfährt durch die physische Geburt eine Loslösung von der Mutter, ist aber aufgrund mangelnder Reife und mangelnder psychischer Entwicklung noch nicht in der Lage, sein Getrenntsein zu leben. Das Neugeborene erwirbt sich erst in einer langen nachgeburtlichen Periode, in der es eine Symbiose mit der Mutter eingeht, jene Fähigkeiten, welche ihm schließlich nach Vollendung des dritten Lebensjahres eine gewisse Eigenständigkeit sichern. Der Prozeß dieser Entwicklung wird von Mahler phasenspezifisch als Loslösungs- und Individuationsweg beschrieben.

Wenn ich mich in den folgenden Kapiteln mit den Darstellungsphänomenen von Kinderzeichnungen und Kinderbildern beschäftige, so beziehe ich mich dabei gezielt auf die Theorie Mahlers.

Auch in der kreativen Entwicklung spiegelt sich die Tatsache, daß etwas, das körperlich längst beherrscht wird, sich erst nachträglich mit Sinn füllt; erst zu diesem Zeitpunkt erwächst der Psyche die notwendige Sicherheit, erst jetzt »kehrt sie in ihr physisches Sein auch wirklich ein«. Das heißt, der Weg der Individuation besteht unter anderem im Einholen dessen, was schon ist. Oder, anders ausgedrückt, das, was der einzelne ist und kann, wird dem Bewußtsein laufend integriert. Ich muß mir im Laufe dieses Prozesses erst bewußt werden, daß das Auf-den-eigenen-Beinen-Stehen auch ein selbständiges Im-Leben-Stehen ist.

Das Sprichwort vom Reisenden, der am Ankunftsort erst einmal der Ruhe bedarf, bis »seine Seele nachgekommen« ist, weist auf dieselbe Erkenntnis hin.

Ich glaube, daß in dem Augenblick, da die schöpferische Entwicklung beginnt, das Kind noch einmal das erste Stück des

Individuationsweges geht. Zumindest bildet es die durchlaufenen Stufen gestaltend ab, was im Sinne einer Verdoppelung der Erfahrung zur Stabilisierung der Psyche beiträgt.

Das Kind erfährt dabei etwas ganz Neues – es beschäftigt sich mit dem eigenen Selbst. In einer schöpferischen Aktivität lernt das Kind sich um sich selbst kümmern, und es macht zugleich die Erfahrung, daß es aus diesen »Rückzügen« neu gestärkt hervortritt.

Wenn es auch, wie wir noch sehen werden, im Verlauf der schöpferischen Entwicklung einen Augenblick gibt, in dem das Kind sich weitgehend eingeholt hat, also wirklich das gegenwärtige innere Erleben fassen und zum Ausdruck bringen kann, so ist der Prozeß der Entwicklung damit keineswegs abgeschlossen, folglich auch nicht die Notwendigkeit, im Inneren verborgenes, aus der Vergangenheit stammendes Erleben immer wieder neu aufzuspüren.

Wenn ich im folgenden die stufenweise Entwicklung der Fähigkeit zur Darstellung beschreibe, gehe ich *zweigleisig* vor: Ich betrachte zum einen die Phänomene der Darstellung, wie sie sich beim vierjährigen Kind zeigen, und richte zum andern meine Aufmerksamkeit auf den Säugling, der dieses vierjährige Kind einmal war. Mit dieser rückwärtsgerichteten Aufmerksamkeit hoffe ich die Kritzeleien erhellen zu können. Es wird dabei niemals darum gehen, aus den Kritzeln eine bestimmte Gestalt herauszulesen wie etwa beim Rorschachklecks – ich betrachte das Kritzeln vielmehr als einen sich selbst genügenden Ausdruck. Und so soll es bei allen folgenden Entwicklungsphasen sein. Die Beispiele, die ich auswähle, sind repräsentativ für die jeweiligen Altersstufen.

# Das Kritzeln.
# Autismus und Symbiose

Das Kind hat mit vier Jahren den ersten großen Schritt der Loslösung und Individuation hinter sich. Es ist die Zeit, in der das Bedürfnis, mit anderen Kindern zusammenzusein oder in Gruppen von Gleichaltrigen sich spielerisch zu betätigen, stark anwächst. Margaret Mahler nennt als frühesten Zeitpunkt dafür den Beginn des vierten Lebensjahres.

> »Erst wenn die Objektkonstanz einigermaßen fortgeschritten ist – was nach unserer Vorstellung nicht vor dem dritten Lebensjahr der Fall ist –, kann die Mutter, zumindest zeitweise, während ihrer physischen Abwesenheit durch ein verläßliches inneres Bild ersetzt werden, das unabhängig von Triebbedürfnissen oder innerem Mißbefinden relativ stabil bleibt.«[41]

Unter Objektkonstanz wird also in diesem Zusammenhang die Aufrechterhaltung des inneren Bildes der Mutter verstanden. So kann das Kind die Mutter als Objekt auch bei vorübergehender Abwesenheit besitzen. Die Fähigkeit zur Ausbildung dieses geistigen Bildes ist Ausdruck und Folge eines gelungenen Bindungsverhaltens während der vorangegangenen Phasen.

In der Gewißheit, die Mutter nicht zu verlieren, kann sich das Kind nun getrost zeitweilig entfernen und auch der Mutter dieses Sich-Entfernen gestatten, wenn ihre Aktivitäten dies nötig machen.

Obwohl die Objektkonstanz, die die Fähigkeit zu Loslösung und Individuation bedingt, noch lange Zeit als eher fließende und reversible Errungenschaft in Erscheinung tritt und, wie Hartmann sich Mahler gegenüber äußert, »eine Sache des Grades« ist[42], hat ein vierjähriges Kind im Normalfall doch bereits eine gewisse Stabilität seines Selbstgefühls erreicht.

Im Atelier erlebt man zum Beispiel häufig, wie Kinder eifersüchtig darüber wachen, daß dieser Raum *ihre* Welt ist und bleibt – sie schieben ihre Mütter aus der Türe, und allzu große Teilnahme oder Fürsorge beim Aussuchen und Anziehen der Malschürzen ist ihnen eher unangenehm. Es kommt auch recht selten vor, daß Kinder unbedingt nach der Stunde ihre Bilder der Mutter zeigen wollen.

Damit will ich sagen, daß das Kind, das sich dem spontanen Malen widmet, schon recht gut weiß, wer es ist und was es will. Es hat in Richtung Festigung der Individualität einen gewaltigen Entwicklungsschritt getan, es beginnt, sich in der Welt als ein Eigenes zu bewegen. Ein vierjähriges Kind kann, unter vielem anderen, seine Schuhe schnüren, es kann bei Tisch manierlich essen, es findet einen Weg wieder, es kann sich verbal einigermaßen differenziert ausdrücken, Sachverhalte erklären, komplizierte Vorgänge erinnern, es kann teilnehmen an gemeinsamen Unternehmungen, es geht mit seiner Umwelt, Personen und Dingen, vielfältige Beziehungen ein. Und was macht es im Atelier, wenn es zu zeichnen beginnt? *Es kritzelt.* Kritzeln heißt endloses Kreisen einer Linie, spiraliges Drehen, ohne den Stift abzusetzen – Kritzeln heißt mit dem Stift hin- und herschwingen, horizontal, vertikal, endlos ineinander, übereinander, auch in Kreuzform, Kritzeln ist auch Schlängeln, Schlingern, Zickzacklaufen der Linie, Kritzeln ist auch Pünkteln oder Stricheln, kurze rhythmische, pointierte Bewegungen mit dem Stift.

Die hervorragende Sammlung von Rhoda Kellogg, die Gelegenheit hatte, Kinder bereits ab dem dreißigsten Lebensmonat bei ihren Kritzeleien zu beobachten, bietet einen differenzierten Überblick über alle möglichen Varianten dieser Grundbewegungen kindlichen Gestaltens.[43]

In unserem Zusammenhang erscheint es mir sinnvoll, diese Grundkritzel im Schema darzustellen (siehe S. 80), weil sich aus diesen Bewegungen durch das andersartige Material im Atelier sehr bald Differenzierungen ergeben. Auch handelt es sich an dieser Stelle ja nicht um eine Bestandsaufnahme, sondern um den Versuch, den für eine bestimmte Entwicklungsstufe repräsentativen Ausdruck in seinen typischen Erscheinungen darzustellen.

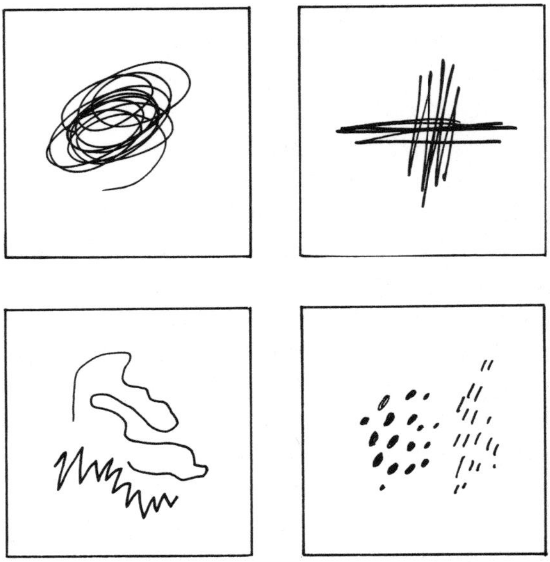

Wenn man beobachtet, wie hingegeben und konzentriert diesen Bewegungsimpulsen nachgegeben, ich möchte fast sagen, nachgeträumt wird, dann begreift man bald, daß Kritzeln ein tiefes Erleben des Kindes berührt (siehe auch Abb. 17, 18, 19).

Wenn das Kind dreht und schwingt und strichelt, muß es aus urtümlichen Erfahrungen schöpfen, zu denen wir Erwachsene kaum noch Zugang haben, es sei denn, wir graben uns durch die vielen Erlebniskrusten hindurch, bis zu unseren Anfängen, als wir noch im Leib unserer Mutter heranwuchsen und uns schwerelos in diesem Lebensraum drehen und wenden konnten. Das kleine Kind steht dem Beginn seines Lebens noch sehr nahe. Sein pränatales Leben, seine Geburt, sein Leben als Neugeborenes sind eben erst gewesene Zustände. Daher, so kann man annehmen, hat das Kind noch eine natürliche Verbindung zu diesen frühen Stadien seiner Existenz.

Der Beginn des Gestaltens scheint also tatsächlich aus einem Erleben von Bewegung zu stammen – allerdings nicht im Sinne einer Bewegungsvorstellung, sondern als die nacherlebte Bewegung. Man denke nur daran, wie der Embryo in einer eiförmigen Hülle im Mutterleib sitzt, wie er sich in dieser runden Hülle drehen kann, wie er sich andererseits den Bewegungen der Mutter anpassen muß, die er als schlingernde Bewegungen empfinden mag, wenn die Mutter läuft oder tanzt oder Auto fährt. Oder man denke an die Wahrnehmungen seiner eigenen reflexartigen Bewegungen, mit denen der Embryo seine Gliedmaßen übt, an das Stoßen und Strampeln gegen den Widerstand der mütterlichen Behausung; und nicht zuletzt an das unmittelbare Miterleben aller rhythmischen Bewegungen der Organe im Mutterleib. – Das Atmen, der Herzschlag, die peristaltischen Bewegungen; Heben, Senken, Pochen, Stoßen, Drehen, Schwingen – all das sind Bewegungsmodalitäten, an denen das Kind im pränatalen Zustand teilnimmt, aktiv und passiv. Ist es da nicht naheliegend, daß es in den ersten schöpferischen Äußerungen auf dieses Erleben Bezug nimmt? Das menschliche Kind als physiologische Frühgeburt nimmt meiner Ansicht nach mit dieser tätigen Zuwendung zu früheren Erlebnisphasen aktiv an seinem Entwicklungsprozeß teil. Von einer neuen Ebene aus macht es sich dieses vergangene Erleben zugänglich, indem es dieses gestaltet.

Da nun alle Kinder im Alter von zweieinhalb bis vier Jahren in allen Variationen dieser Grundbewegungen kritzeln und alle von mir im Atelier beobachteten Kinder in der Folge in ähnlichen Schritten ihre Darstellung differenzieren, bin ich zu der Überzeugung gekommen, daß auch das psychische Phänomen des bildlichen Ausdrucks, ja des Symbolbildens überhaupt, ontogenetische Voraussetzungen hat. Wie ich schon angedeutet habe, gibt es einen gemeinsamen Grund für das Kritzeln und weitere Gestalten: die conditio humana, im Fruchtwasser des Mutterleibes heranzuwachsen und dann geboren zu werden, um sich im Verlauf eines Reifungs- und Entwicklungsprozesses allmählich den Anforderungen der Umwelt anzupassen.

Erich Blechschmidt, der sich als Professor für Anatomie ein Leben lang mit der Embryologie befaßt hat, sagt:

»Alle Verhaltensweisen, die auf organische Grundlagen genauer geprüft wurden, haben embryonale Entwicklungsvorgänge als Voraussetzung nachweisen lassen. . . . Was nicht schon in der Frühentwicklung unbewußt ›eingeübt‹ wurde, kann später weder bewußt noch instinktiv ausgeübt werden. Hier erinnern wir uns an den Saugreflex und wiederholen: Hätten sich nicht die Lippen des jungen Embryo bei dessen frühen Leistungen eingerollt, wäre es einem Neugeborenen nicht möglich, instinktiv zu saugen.«[44]

Auf den bildlichen Ausdruck des Kritzelns bezogen würde das heißen: Wenn das Kind nicht als Embryo die Erfahrung des Schwebens und Schwingens und Rotierens gemacht hätte, könnte es in seinen ersten Gestaltungen nicht so selbstverständlich diese Bewegungsmodalitäten zum Ausdruck bringen. Ich gehe sogar noch weiter und behaupte, daß ein erwachsener Mensch gar nicht zu einer entsprechenden Symbolbildung kommen könnte, wenn er sie nicht physiologisch, sozusagen im Keim, vorerlebt hätte. In diesem Zusammenhang denke ich etwa daran, daß man manchmal das Gefühl hat, sich in einer geschlossenen Kreisbewegung zu befinden, in dieser Bewegung zu stagnieren. Man sagt dann ja auch: Ich komme nicht weiter, ich drehe mich im Kreise. Damit hätten wir einen negativen Aspekt des Symbols der Kreisbewegung zum Ausdruck gebracht, das in jenem Urerlebnis wurzelt. Ebensogut aber kann das Rotieren, besonders das schwerelose Drehen, ein Ausdruck der Euphorie sein, wenn man zum Beispiel ganz im »Glück schwimmt«.

Über das Leben des neugeborenen, geschweige denn des im pränatalen Zustande sich befindenden Kindes läßt sich keine beweisbare Aussage machen. Aber, wie Mahler sagt:

». . . kann die Beobachtung motorischer kinästhetischer und gestischer (affektmotorischer) Phänomene des ganzen Körpers von großem Wert sein. Sie erlaubt uns Schlüsse darüber, was im Inneren des Kindes vor sich geht, das heißt, die motorischen Phänomene stehen mit dem intrapsychischen Geschehen in Verbindung. Das trifft besonders auf die ersten Lebensjahre zu.«[45]

Eine differenzierte Beobachtung vor allem der ersten Lebensmonate ist René Spitz zu verdanken. Er nennt das Lebensgefühl, über das ein Neugeborenes verfügt, die coenästhetische Empfindungsorganisation. Mit zunehmender Reifung verschiedener »Hilfsorgane« entwickelt sich in einem weiteren Schritt die diakritische Organisation, die zur weiteren Unterscheidung der Umwelt wesentlich beiträgt und die die uns Erwachsenen vertraute Wahrnehmungsorganisation ist.[46]

Bei Margaret Mahler wird das Entwicklungsstadium, in dem vor allem das coenästhetische Empfindungssystem wirksam ist und das nach außen gerichtete, von der Reifung der Sinnesorgane abhängige diakritische System sich zu entwickeln beginnt, unter dem Begriff des »primären Narzißmus« zusammengefaßt; sie nennt dafür den Zeitraum vom nullten bis zum fünften Monat. Das von Spitz beschriebene coenästhetische Empfindungssystem ist demnach vor allem in der ersten, »autistischen« Phase wirksam, und mit den erwachenden Sinnesorganen geht dieses autistische Lebensgefühl in die »Symbiose« über.

Da mit Begriffen wie Autismus und Symbiose auch pathologische Syndrome beschrieben werden, möchte ich ausdrücklich darauf hinweisen, daß in diesem Zusammenhang lediglich die typischen Merkmale der normalen psychophysischen Entwicklung der ersten Zeit gemeint sind. Der Begriff Autismus will in diesem Zusammenhang lediglich auf das vorwiegend nach innen gerichtete Wahrnehmungssystem hinweisen, das sich aber zunehmend der Umwelt gegenüber öffnet. Symbiose ist die lebenswichtige Zweieinheit mit der Mutter, die jene Kräfte stabilisieren hilft, welche das Kind zum Aufgeben der gemeinsamen Grenze mit der Mutter und somit zur Ablösung befähigen.

Bleiben wir noch einen Augenblick bei René Spitz. Die coenästhetische Organisation meint die rezeptive, nach innen gerichtete Wahrnehmung der Wirkungen des autonomen Nervensystems. Vor allem sind damit die visceralen Bewegungsprozesse gemeint. Wir können beispielsweise beobachten, wie der Säugling sich krümmt oder spannt, je nach den Empfindungen, die seine Darmtätigkeit ihm diktiert, und wie er auf Grund dieser Wahrnehmungen, wenn sie unangenehm sind, in Panik geraten kann. Andererseits können wir sehen, wie der kleine Körper wieder ruhig wird und sich entspannt, wenn das Kind gefüttert wird, Wärme und Berührung spürt. Der Säugling reagiert vorläufig von innen her auf diese Veränderungen, denn er ist diesem Wahrnehmungssystem ausgeliefert; er kann es nicht steuern, sondern das coenästhetische Empfindungssystem steuert ihn als undifferenzierte Ganzheit. Erst mit wachsender Reifung beginnt das diakritische Wahrnehmungssystem zu wirken, das heißt, die Sinne öffnen sich der Außenwelt. Das Kind beginnt teilzunehmen. Sein Blick wird wacher.

Damit ist der Übergang von der autistischen Anfangsphase des menschlichen Lebens zur symbiotischen Phase angesprochen, in welcher das Erleben weitere Strukturierung erhält. Der Entwicklung kommen auf dem Weg vom coenästhetischen Empfindungssystem zum diakritischen Wahrnehmungssystem Mund, Ohr (Labyrinth), Haut, Hand als Hilfsorgane zugute. Durch Koordination dieser Organe wird es dem Kind möglich, sich zunehmend in seiner Umwelt zu orientieren. Diese Sinnesorgane stützen sich gegenseitig in ihren Funktionen und bereichern sich gegenseitig durch Aktivierung. So hat etwa Spitz vermutet, daß das Kind schon sehr früh mit dem Gleichgewichtsorgan, dem Labyrinth, wahrnehmen muß, ob es in horizontaler oder in vertikaler Lage gehalten wird. Koordiniert mit der Erfahrung, in horizontaler Lage die Brustwarze der Mutter zu fassen zu bekommen, reagiert das Kind schon bald mit Suchverhalten, wann immer es in horizontaler Lage gehalten wird. Auch sieht Spitz in der Wiederholung des Stillvorganges, während dessen das menschliche Gesicht zum wichtigsten Wahrnehmungsgegenstand des Kindes wird, eine wirksame Möglichkeit, das diakritische System zu aktivieren.

> »Es ist bemerkenswert, daß diejenigen Übergangsorgane, die zwischen der inneren Rezeption und der äußeren Wahr-

nehmung, der Perzeption, vermitteln, alle in dem zentral auf die Lebenserhaltung gerichteten Prozeß der Nahrungsaufnahme eine wichtige Funktion haben; Freud sagt, sie haben anaklitische Funktion. Diesem Umstand ist es zu verdanken, daß sie wirklich geeignet sind, die Brücke zwischen coenästhetischer Rezeption und diakritischem Wahrnehmen zu bilden.«[47]

Aber wenn auch dieser Übergang von einem System zum anderen ein notwendiges Fortschreiten in der Entwicklung des Kindes bedeutet, darf man sich nicht vorstellen, daß die coenästhetische Wahrnehmung ein für alle Male überwunden wird. Sie gehört immer zum Menschen, und zu ihr gehören die direkt mit dem Körper verbundenen affektiven Reaktionen. Entwicklung in diesem Sinne bedeutet also, sie sinnvoll ins gesamte Erleben einzubeziehen. Denn der Erwerb eines neuen übergeordneten Systems ist nie Ersatz des vorangegangenen, sondern Bereicherung der Erlebensmöglichkeiten und damit auch der Verarbeitungsmöglichkeiten von Wahrnehmung.

»Die coenästhetische Organisation funktioniert das ganze Leben lang weiter, man darf wohl sagen in machtvoller Weise, als Quelle des Lebens selbst, obwohl unsere westliche Zivilisation ihren Kundgebungen einen Dämpfer aufgesetzt hat. In Notsituationen, unter Druck, schwemmen die archaischen Kräfte den Dämpfer weg und brechen sich mit erschreckender Gewalt ihre Bahn, denn sie unterstehen nicht der Herrschaft des rationalen Bewußtseins. Dann sehen wir uns der mehr oder weniger ungerichteten explosiven Entladung ursprünglicher Affekte, bösartiger psychosomatischer Erkrankungen oder gewissen Formen psychotischer Ausbrüche gegenüber.«[48]

Diese Bemerkungen von Spitz werfen vor allem Licht auf die ursprüngliche Kraft affektiver Reaktionen, die es durch übergeordnete Strukturen zu fassen gilt; sie machen aber auch deutlich, daß das coenästhetische Erleben im Sinne des durch das Innenohr registrierten Bewegungserlebens auch für den Menschen von Bedeutung bleibt, der längst über dieses Entwicklungsstadium hinausgewachsen ist. Das Innenohr ist ein schon in sehr frühem Stadium des embryonalen Wachstums entwickeltes Organ. Das kritzelnde Kind spürt nun zeichnend den Urbewegungen seines Organismus nach. Denn zwischen der Art und Weise, wie das Bewegungserleben des ungeborenen und neugeborenen Kindes erfahren wird, und wie dann später die Spuren seiner Kritzelbewegungen, sein Kreisen, Schwingen, Schlängeln und Pünkteln aussehen, ergibt sich ein unmittelbarer Zusammenhang. Das zeichnende Kind schöpft in seiner ersten Phase aus einem Urerleben, das mit seiner physiologischen Entwicklung noch stark verbunden ist. Arno Stern nennt den Fundus, aus dem sich dieses Darstellen nährt, »mémoire organique« (organisches Gedächtnis).

»Seit langem weiß ich, daß der Ausdruck nicht die Wiederbelebung von Empfindungen ist, sondern er ist rein endogen.«* Damit behauptet Stern, bildlicher Ausdruck, wie er ihn als aus dem Unbewußten stammend versteht, sei nicht Wiedergabe von Eindrücken, sondern Ausdruck eines ererbten Erfahrungsschatzes.

Wenn wir annehmen, bildlicher Ausdruck stehe in diesem unmittelbaren Zusammenhang zur ontogenetischen Entwicklung, können wir auch leicht begreifen, daß tatsächlich alle Kinder kritzeln und daß diese Kritzel in ihrer Grundstruktur gleich sind, wie auch der Bauplan des Organismus nach einer universellen Gesetzmäßigkeit konzipiert ist.

Dabei sind verschiedene Persönlichkeitsausprägungen in den Darstellungen natürlich keineswegs ausgeschlossen. Auch gestalten sich mit wachsender Reife der Sinnesorgane und des Erinnerungsvermögens die Bilder inhaltlich oft nach dem »in der Welt« Wahrgenommenen aus, aber darunter liegt eine archetypische Grundstruktur, welche der tiefinneren Befindlichkeit des Zeichnenden Ausdruck verleiht.

Wir beobachten beim kritzelnden Kind eine sich allmählich

---

* »Depuis fort longtemps je sais de l'expression qu'elle n'est pas la restitution d'impressions mais qu'elle est purement endogène.«[49]

bemerkbar machende Verdichtungstendenz, eine Tendenz zur Darstellung von Knäueln, die als Beginn der Entwicklung eines ersten psychophysischen Selbst verstanden werden kann. Es ist, als bilde das Kind in der Ausgeliefertheit an ein Bewegungssystem, von dem es geschüttelt, gedreht und in der Schwebe gehalten wird, ein Zentrum aus, das ihm allmählich erlaubt, selbst in seine Umwelt vorzudringen.

In der Übung des Kritzelns differenzieren sich daraufhin die Bewegungen. Das endlose Rotieren klärt sich zur sauberen Spiralbewegung, und vor allem lernt das Kind, das ja immer bewußter seine Zeichenbewegung mit den Augen begleitet, den Anfang einer Spur wiederzufinden. Es macht sich eine gewisse Tendenz bemerkbar, die Formen zu schließen, vor allem beim Kreis. Einen Kreis zu schließen, bedeutet für das Kind aber eine wesentliche Errungenschaft. Infolge der Auge-Hand-Koordination kann es nun eine Bewegung anhalten und sie neu ansetzen. Damit ist aus den Endloslinien eine Form geworden. Wie sich diese Differenzierung der Grundformen der Gestaltung aus den Kritzeln ableiten läßt, soll untenstehendes Schema aufzeigen.

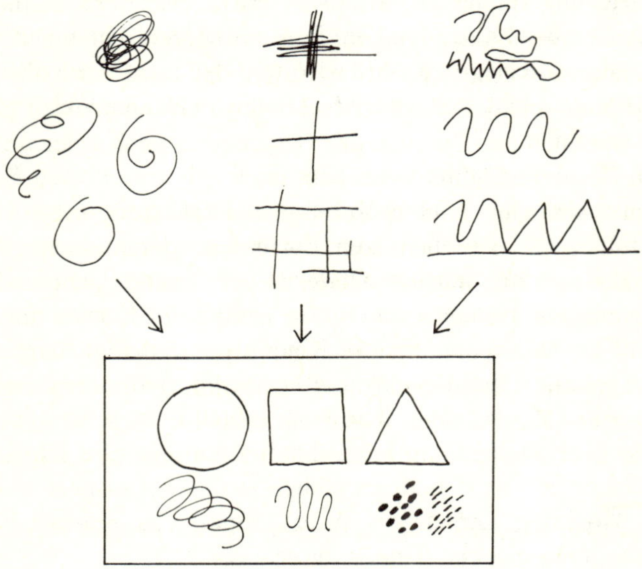

Schlangenlinien und Spiralbewegung bleiben neben den geometrischen Grundformen als Ausdruck von Dynamik wichtiger Bestandteil der kindlichen Darstellung. Pünkteln und Stricheln sind vor allem wichtige dekorative Elemente (siehe Abb. 20, 21, 22).

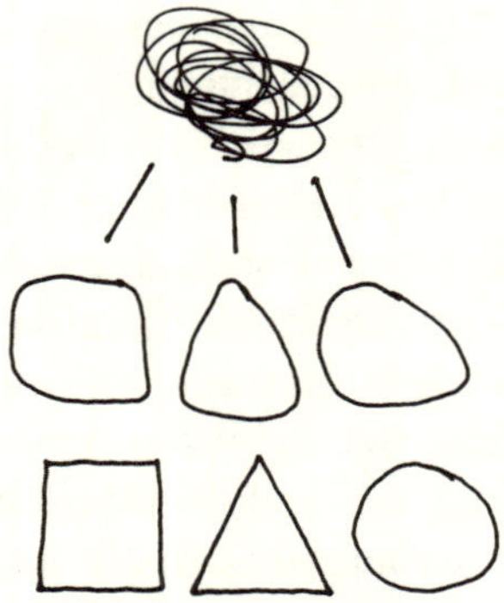

Ableitung von Arno Stern: über runde Ecken zur exakten Form[50]

Bisher habe ich den Weg des zeichnenden Kindes zur Form hin beschrieben. Am besten wird diese erste Phase der Darstellung mit Stiften bewältigt, denn ein fester Stift, mit dem der Widerstand der Unterlage gespürt wird und der nicht immer wieder in Farbe getaucht werden muß, erlaubt in idealer Weise endloses Kritzeln.

Im Malatelier kommt das Kind meistens zum ersten Mal in seinem Leben mit neuem Material in Berührung – mit Pinsel und Farbe und großflächigen Formaten. Bemerkenswert ist nun die Reaktion mancher Kinder auf die Farbe. Die plötzliche Konfrontation mit der leuchtenden Vielfalt der Farben übt eine große Faszination aus. Es gibt Kinder, die so in den Bann einer Farbe geraten, daß sie eine Zeitlang völlig monochrom malen (siehe Abb. 23, 24, 25) – man könnte fast meinen, sie schreckten vor der Vielfalt der Möglichkeiten zurück. Sie schwelgen dann in einer Farbe und übersehen ganz, daß es noch andere gibt. Wolfgang Grözinger spricht sogar von einem »Farbschock«, dem manche Kinder unterliegen.[51]

Formal wird die Darstellung dann manchmal undifferenzierter, sie wird großflächig, der Rand des Blattes wird nicht als Grenze anerkannt – man gewinnt den Eindruck, das Kind reagiere auf eine Welt, die nur aus Farbflecken besteht. Diese Bilder wirden endlos, man könnte sie nach allen Seiten hin wie eine Fleckentapete fortsetzen. Manchmal, wenn andere Farben dazukommen, sind diese Bilder farblich von großem Reiz, man sieht ihnen die kindliche Freude an der neuen Entdeckung an.

Da glauben dann viele Eltern, ihre Kinder seien bei der gegenstandslosen Kunst gelandet. Aber es handelt sich nicht um kleine Taschisten, denn kindliche Darstellung ist gegenständlich. Wir können in diesem Stadium von vorgegenständlich sprechen – aber nicht von ungegenständlich.

Diese Bilder, die so farbig schillern und die formalen Prinzipien vorübergehend zu vernachlässigen scheinen, sind meiner Meinung nach entwicklungspsychologisch analog zum Erleben des Säuglings zu verstehen, der nach der allerersten Zeit, in der seine Wahrnehmung ganz nach innen gewendet war, langsam »sehend« wird. Die Wahrnehmungsfähigkeit seiner Augen ist noch diffus. Weder kann er formal klare Unterscheidungen treffen noch Farben präzise lokalisieren. Der Säugling ist in dieser Phase ganz mit seiner Umwelt verschmolzen. Er nimmt sie und sich in ihr als grenzenlos wahr. Wir können hier an das vielzitierte ozeanische Gefühl denken, über das Freud mit Romain Rolland im Zusammenhang mit der symbiotischen Entwicklungsphase diskutierte (Freud, 1930). Tatsächlich scheint das Kind in seinen ersten farbigen Bildern wie in einem Ozean voller Farbigkeit zu schwimmen.

Die Entwicklungspsychologie hat längst herausgefunden, daß die Wahrnehmungsorgane nicht von Anfang an perfekt funktionieren. Hierfür haben wir auch von anderer Seite einen Beweis. Der von R. Spitz zitierte Augenarzt von Senden berichtet von Blindgeborenen, die von ihm erst im Erwachsenenalter am grauen Star operiert wurden, also erst spät im Leben sehen konnten. Dabei stellte sich heraus, daß diese Patienten überhaupt nicht in der Lage waren, die neuen Sinneseindrücke zu fassen. Sie waren sehend, aber sie konnten nicht sehen. In einem mühevollen Prozeß über Monate und Jahre lernten einige von ihnen das Sehen, andere sprachen sogar den Wunsch aus, lieber wieder blind zu sein.

Nun ist ja das Neugeborene meistens in der glücklichen Lage, mit gesundem Sehvermögen geboren zu werden, und die Entwicklung dieses Vermögens verläuft organisch – aber die Beispiele von Sendens liefern uns doch wertvolle Informationen über die enorme Leistung, die zur Ausbildung der Sinnesorgane notwendig ist. Interessant ist im übrigen die Äußerung einiger dieser Patienten, daß das, was sie sähen, sie genauso diffus umgebe wie der Duft eines Parfüms.

Dieser Versuch, eine Sinneswahrnehmung durch eine andere zu erklären oder zu präzisieren, also durch Koordination Sicherheit zu gewinnen, ist auch beim Neugeborenen zu beobachten. Auch im allgemeinen Sprachgebrauch spiegelt sich dieses Phänomen, eine Sinneswahrnehmung durch eine andere zu beschreiben: Man spricht zum Beispiel von den »Farbtönen« eines Bildes oder von der »Klangfarbe« einer Sinfonie.

> »Die ›perzeptive‹ Erfahrung des Blindgeborenen, dem im Erwachsenen- oder Heranwachsendenalter die Sehfähigkeit geschenkt wird, kann mutatis mutandis auf das Neugeborene übertragen werden, oder vielmehr auf die ersten sechs Lebensmonate des Säuglings.«[52]

Wir können also annehmen, daß die Begegnung mit den Farben im Atelier das Kind in die frühe Zeit des Sehenlernens zurückführt. In der Folge ist dann zu beobachten, wie die ausufernde Farbigkeit sich mit formalen Elementen verbindet. Auch das »gemalte« Bild nimmt Gestalt an, und wieder, wie zuvor beim Kritzeln, haben wir es mit einer Reduktion um der Präzisierung willen zu tun. Spätere Bilder dieser Phase sind meist weniger farbig, dafür treten Formen hervor – zunächst hauptsächlich der Kreis, in der Folge dann auch alle zur Gestaltung gehörenden Grundformen, die sich aus der Kombination der frühen Gestaltungsbewegungen ergeben. Trotz der starken Reaktion auf Farben und obwohl sie bald selbstverständlich und differenziert benützt werden, ist die Farbwahl noch lange Zeit willkürlich. Im Vordergrund steht zunächst die Entwicklung der Formen, eine Entwicklung, die folgerichtig ist, wenn man die Gestaltung aus Bewegungsprozessen herleitet.

Die starke Reaktion auf Farben weist auf die beginnende Fähigkeit zur Aufnahme von Sinneseindrücken hin, deren Strukturierung allmählich vorangetrieben wird. Malt oder zeichnet das Kind zunächst vorwiegend aus einem Bewegungsgefühl heraus – setzt es zum Beispiel Linie für Linie aufs Blatt, ohne daran zu denken, daß bei immer gleicher Farbe die gewonnene Form wieder verschwimmt –, so gewinnt es mit zunehmender Teilnahme des steuernden Auges auch die *Erkenntnis* der Form. Das, was anfänglich reiner, endloser Bewegungsausdruck war, wird durch die Farbwahl differenziert, und einzelne Bewegungsabläufe werden voneinander unterschieden.

Zusammenfassend läßt sich sagen, daß die Fähigkeit zur Darstellung sowohl Resultat von Bewegung ist, welche Form hervorbringt, als auch das Sehenkönnen von Farben und deren differenzierte Anwendung voraussetzt. Die Form wird sichtbar durch das Licht.

# Tastkörper. Erste Subphase der Individuation: die Differenzierung des Körperschemas

Nach dem ersten wichtigen Abschnitt der kindlichen Darstellung, in dem geübt wird, wie eine von innen her gesteuerte Bewegung zu Spuren auf dem Blatt führt, und in dessen Verlauf aus dem unendlichen Bewegungsablauf die zeichnerische Bewältigung einzelner Bewegungsabschnitte sich entwickelt, beobachten wir eine weitere Strukturierung. Das zeichnende Kind ist jetzt fähig, während seines Tuns in der Bewegung innezuhalten, den Stift ab- und neu anzusetzen, es kann den Beginn einer Linie wiederfinden und Formen schließen. Für das zeichnende Kind bedeutet dies die Errungenschaft des intentionalen Bemühens um Form. Das den Prozeß begleitende Auge hat daran wichtigen Anteil.

Interpretierend könnte man sagen, das Kind hat durch den Erwerb der Fähigkeit, einen Kreis zu schließen und einen Mittelpunkt zu setzen, zu einem ersten globalen Selbstgefühl gefunden. Die intensive und durch starke Farbe gewichtig wirkende Ausfüllung des Kreises wirft Licht auf die Bedeutung dieses Entwicklungsschrittes.

Diese Betonung des Inneren wird in der Folge von einer Wendung nach außen abgelöst. Das Kind scheint sich vom Zentrum her, das es inzwischen gefunden hat, in seine Umwelt vorzuwagen. Den Darstellungsformen des vier- bis fünfjährigen Kindes erwachsen Fühler, Taster, Strahlen oder, wie man es auch nennen könnte, Tentakel. Die Anordnung dieser Organe am äußeren Rand der Formen läßt vermuten, daß diese Körper ein vitales Interesse daran haben, sich in ihrer Umwelt zu orientieren. Sie tasten sich vor. In Anlehnung an Wolfgang Grözinger nenne ich die Phänomene in dieser Phase der kindlichen

Darstellung deshalb Tastkörper oder Tastkugeln. Es handelt sich dabei meistens um kreisförmige Gebilde. Diese neuen Gestalten treten nun ganz deutlich in den Vordergrund, oft sogar beherrschen sie allein das Blatt, oder man hat es gleich mit einer ganzen Ansammlung solcher Erscheinungen zu tun, denn das Kind kann sich gar nicht oft genug dieser neuen Errungenschaft vergewissern. Typisch ist zunächst das Schweben der Tastkörper im freien Raum. Dann erhalten sie auch Begrenzungen, als wäre damit ein der Tasterfahrung zugänglicher Raum definiert. Etwas später beobachtet man, wie weitere Begrenzungen hinzukommen, wobei jeder weitere Kranz wiederum mit Tastern versehen ist. Man gewinnt den Eindruck, als sei dem Erlebensdrang daran gelegen, an Grenzen zu stoßen.

Die Ausgestaltung dieser Urformen mit Gesichtszügen, mit Augen, Nase, Mund etc., erhärtet die Vermutung, daß es sich hierbei um Vorformen der menschlichen Figur handelt. Manchmal werden die Strahlenkörper dieser frühen Zeit sogar mit wichtigen, durch Anschauung dazugewonnenen Merkmalen versehen.

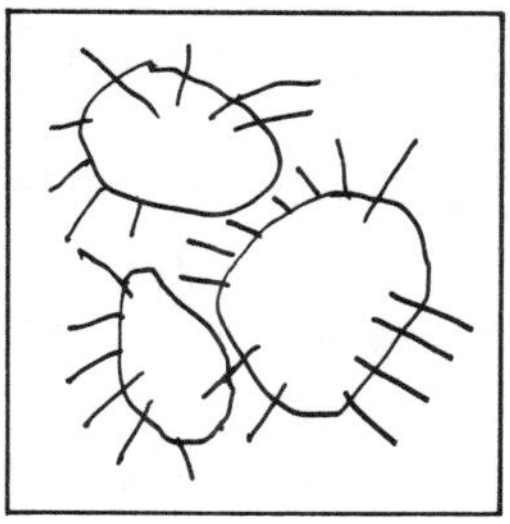

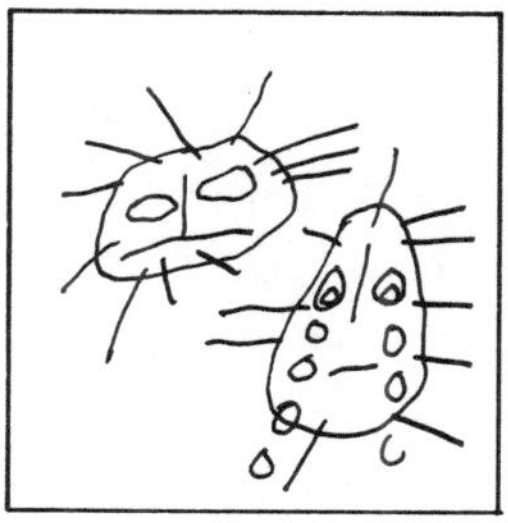

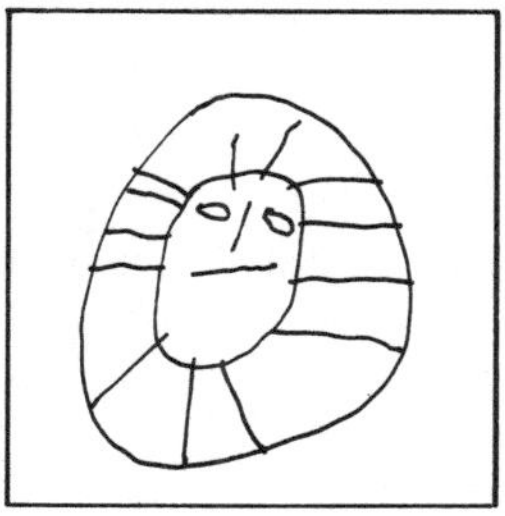

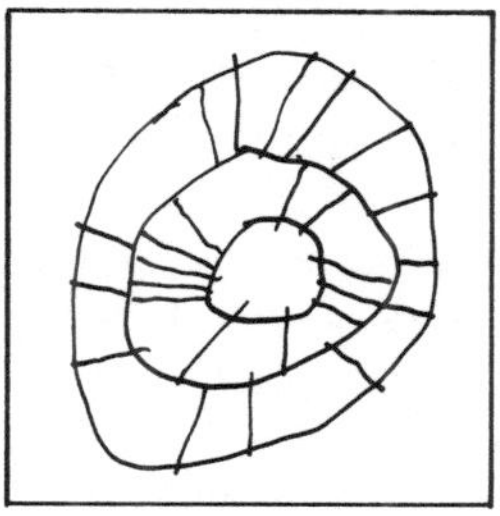

Es ist nicht einfach, die Vielfalt dieser Erscheinungen in ein Ordnungsschema zu bringen. Der nachfolgende Versuch, auf die typischen Grundformen hinzuweisen, möge den Blick schärfen helfen.

Rhoda Kellogg, auf deren Sammlung von Kinderbildern schon hingewiesen wurde, nennt die Tastkugeln auch Sonnen. Mit dieser Bezeichnung, meine ich, sollten wir jedoch vorsichtig sein, denn sie impliziert eigentlich nur wieder das Erwachsenen-Bedürfnis, den Dingen einen Namen zu geben. Denn es scheint fraglich, ob ein Kind in diesem Alter bereits zu einer solchen Abstraktion fähig ist; es nimmt die Sonne mit Sicherheit nicht in dieser Weise wahr. Wenn man in der Form eines Kreises mit Strahlen die Sonne sieht, dann ist das eine kulturelle Leistung, die aus einem Symbolverständnis erwächst. Wenn ein Kind auf dieser Entwicklungsstufe Sonnen als Tastkugeln malt, hat es sie im Schema sicher Kinderbüchern entnommen. Die Tast- oder Strahlkörper in der kindlichen Darstellung meinen ein Tasten, Strahlen, Fühlen, Senden, Aufnehmen etc., aber ein dem Entwicklungsstand entsprechendes Tasten oder Strahlen.

> »Warum wird ein Kreis mit Strichen rundherum nicht als Strahlenfigur anerkannt, oder der Längsstrich mit den kleinen Querbalken nicht einfach als solcher? Es handelt sich um die beiden bedeutendsten Zeichen des primitiven Ausdrucks. Muß man sich wirklich fragen, ob es Sonnen oder Blumen sind? Es so nennen oder vom Kind so nennen lassen, bedeutet, es auf einen falschen Weg bringen.«*

Arno Stern warnt mit diesem Hinweis vor der vorschnellen Festlegung der kindlichen Gestaltung auf Begriffe, denn im Vordergrund steht das kindliche Lebensgefühl, und man muß begreifen lernen, daß sich dies auch im Zeichnen äußert und organisch weiterentwickelt, wenn man keine intellektuelle »Entwicklungs-

---

* »Pourquoi un cercle avec des traits alentour n'est-il pas accepté comme une figure rayonnante, parente de cette autre: un trait traversé de petits barres. Les deux étant les figures les plus significatives de l'expression primitive. Est-on obligé de se demander s'il s'agit de soleils ou de fleurs? Le dire, ou le faire dire à l'enfant c'est l'engager dans une voie mensongère.«[53]

hilfe« leistet. Die beste Hilfe, die das Kind in diesem Falle erwarten kann, ist das kritiklose freundliche Akzeptieren des Hervorgebrachten. Dann lernt das Kind sich äußern, ohne diese Äußerungen auch gleich durch Benennung festlegen zu müssen.

Allerdings bin ich der Meinung, daß solch kindliches Erleben und sein Ausdruck, der durchaus schon Symbolcharakter hat – er verwandelt ja eine psychophysische Befindlichkeit in Form –, eine unersetzliche Vorbereitung dafür ist, daß ein Mensch später das Strahlen zum Beispiel als ein geistiges Prinzip begreifen kann. Ich schließe mich hier Hartmann an, der das Prinzip der Entwicklung als zunehmende Verinnerlichung realer Erfahrungen sieht. Geistige Reife ist gesteuert durch eine wachsende Unabhängigkeit von der Umwelt, denn die zuerst nur an die Außenwelt adressierten Reaktionen werden nach innen verlegt:

> »Wir sind nicht der Meinung, daß das Psychische dem Biologischen gegenübersteht, glauben vielmehr, daß es einen wesentlichen Teil von ihm ausmacht.«[54]

Ich würde hinzufügen, das Geistige wächst auf dem Boden unmittelbarer Körpererfahrung. Und ein wichtiges Transportmittel des körperhaften Urerlebens ins Bewußtsein ist Kreativität.

Die Bedeutung des Körperlichen, ausgedrückt in den Tastern, die ich nachfolgend aus dem frühkindlichen Erleben herleiten möchte, sei zunächst an einem Beispiel aus dem Malatelier illustriert:

Ein viereinhalbjähriges Mädchen malt eines Tages eine erste menschliche Figur, völlig undifferenziert, der Körper besteht nur aus einem Gebilde, das einem Baumstamm ähnlich ist und zwei Arme hat. Das Mädchen macht sich mit großem Eifer daran, diesem Menschen »Haare« zu malen – nach allen Seiten abstehende Strahlen. Da passiert es ihr, daß sie dies in ihrer Versunkenheit auch auf die Arme ausdehnt. Plötzlich hält sie inne, sieht erschreckt zu mir her und sagt: »Oh, jetzt habe ich einen Fehler gemacht, man hat doch an den Armen keine Haare.« Ich brauchte nur zu sagen: »Das ist sehr verschieden, manchmal hat man.« Da nimmt sie ihre Arbeit befriedigt wieder auf und malt in aller Ruhe auch dem zweiten Arm »Haare« (Abb. 1).

Ich glaube, hierin wird deutlich, daß Haare nur ein Vorwand sind, um dem Bedürfnis, Taster zu malen, nachzukommen. Und so ist die Bedeutung vieler Darstellungselemente an der äußeren Wirklichkeit gar nicht zu messen.

Ich habe bisher vom vier- bis fünfjährigen gestaltenden Kind gesprochen. Wenn nun davon die Rede sein soll, aus welchen Quellen das Kind dabei schöpft, muß ich mich wieder dem Kleinkind zuwenden, das dieses Kind nach seinen ersten Lebensmonaten war.

Auf dem Höhepunkt der Symbiose mit seiner Mutter, etwa um den fünften Lebensmonat herum, beginnt das Kind aus der Zweieinheit auszuschlüpfen – es wendet sich mit erwachendem Blick seiner Umwelt zu. Aus dem unspezifischen sozialen Lächeln als dem Ergebnis eines mit der mütterlichen Hälfte gestalteten Selbst wird das Lächeln des Säuglings jetzt eine bevorzugte Reaktion auf die Mutter, ein Zeichen dafür, daß die Mutter als »Objekt« erkannt wird. Das heißt, eine gewisse Grenzsetzung hat stattgefunden, das Kind erlebt die Mutter als außerhalb seiner selbst existierend. Sie kommt, sie geht, das Kind lernt auf ihre Signale aufmerksam lauschen, ist allmählich bereits zum Triebaufschub in der Lage, wenn es zum Beispiel sieht, daß die Mutter die Flasche zubereitet und es deshalb nicht nötig ist, in panisches Hungergeschrei zu verfallen. Es entwickelt sich das, was Bowlby das »spezifische Band« zwischen Säugling und Mutter nennt (Bowlby, 1958).

Bei diesem Entwicklungsschritt des »Ausschlüpfens«, des Übergangs von der symbiotischen Verschmelzung mit der Mutter zu einem beginnenden Objektbewußtsein ist außer den Augen ein anderes Organ entscheidend beteiligt: die Haut. In dieser Zeit der Verschiebung der Wahrnehmung nach außen findet auch eine starke sensorische Besetzung der gesamten Körperperipherie statt. Die Haut als Grenzbereich des Körpers ist hier unersetzliches Hilfsorgan. Mahler nennt diesen Vorgang »die Verschiebung vorwiegend propriozeptiv-enterozeptiver Besetzung auf die sensoriperzeptive Besetzung der Peripherie des Körpers ...«[55]

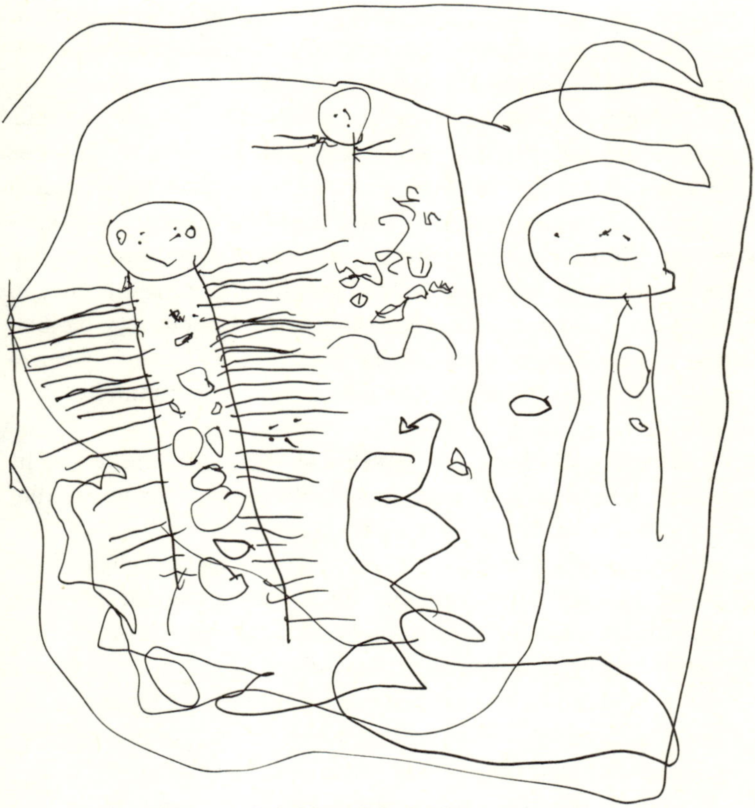

Rebekka 4 Jahre, 3 Monate

Damit ist noch einmal auf R. Spitz hingewiesen, der von der Haut als wichtigem Hilfsorgan beim Übergang vom coenästhetischen zum diakritischen Wahrnehmungssystem spricht. Jetzt beginnt das Kind, sich der Außenwelt zu öffnen und mit zunehmender Reife seiner Wahrnehmungsorgane perzeptiv an der Umwelt teilzunehmen. Das heißt, es nimmt aktiv Umwelt in sich auf und beginnt, diese Eindrücke zu strukturieren. Die Tastorgane, die das malende Kind erst sehr viel später in sein Formenrepertoire aufnimmt, sind plastischer Ausdruck dieser fortschreitenden Reife und der dadurch begründeten Hinwendung zur Umwelt. Die Tatsache, daß die Taster oder Strahlen ringsum den vom Kind gemalten Formen angefügt werden, weist auf die Bedeutung der peripheren Körperbereiche in diesem Prozeß hin (siehe Abb. 26, 27, 28, 29).

Die Haut ist in dieser Phase nicht zuletzt deswegen von entscheidender Bedeutung, weil sie in der kritischen Zeit des Übergangs zu einer neuen Entwicklungsstufe neben allen neuen Erfahrungen das Alte gewährleistet. Durch Anschmiegen und Gehaltenwerden kann das Kind immer noch seine symbiotischen Bedürfnisse befriedigen (eine Erfahrung, die, so glaube ich, ein ganzes Leben lang von Bedeutung bleibt). Zugleich ist es aber auch wieder die Haut als äußere Grenze des Körpers, die die abgrenzenden Erfahrungen einleitet und unterstützt.

Wie wichtig die Haut für den Prozeß der Loslösung ist, geht aus einer Überlegung Greenacres (1960) hervor, die mir in diesem Zusammenhang äußerst interessant erscheint:

> »Ich stelle mir vor, daß der Geburtsvorgang als solcher die erste wichtige Instanz für die Vorbereitung auf das Gewahrwerden der Loslösung ist; daß dies durch die beträchtliche Druckeinwirkung auf die Körperoberfläche des Kindes und ihre Stimulierung während der Geburt zustande kommt und vor allem durch die ausgeprägten Veränderungen von Druck- und Wärmeverhältnissen, die das Kind beim Wechsel von intramuralem zu extramuralem Leben umgeben.«[56]

Diese archaische Erfahrung der Körperperipherie, die durch Druckeinwirkung sensibilisiert wird (im wahrsten Sinne des Wortes beeindruckt wird) und daher die spätere allmähliche Ablösung von der Matrix begünstigt und ein Bewußtsein des objektalen Getrenntseins festigen hilft, ist meiner Meinung nach grundlegend für die Entwicklung psychischer Prozesse.

Worauf sollen sich spätere Erfahrungen stützen, wenn die Möglichkeit zur Vertiefung einer Erfahrung nicht schon im Urerleben verankert ist? (Interessant wäre in diesem Sinne eine Untersuchung zeichnender Kinder, die durch Kaiserschnitt entbunden wurden.)

Das Empfindungsvermögen ist in der ersten Phase der Differenzierung relativ gleichmäßig auf der Körperoberfläche verteilt – von bevorzugten Zonen wie etwa dem Mund abgesehen. Man denke nur daran, wie ein Säugling sich beruhigen läßt, wenn er den Kontakt mit dem mütterlichen Körper spürt, wie gern er streichelnde Hände hat, vor allem an seinem Köpfchen (der Kopf ist eine beim Geburtsvorgang besonders aktivierte Zone). Oder wie schnell der vom Schreien verkrampfte Körper sich löst, wenn man das Kind ins Badewasser legt, wo es von angenehmer Wärme rundherum umspült wird.

Ich denke auch an das bekannte Beispiel aus der Primatenforschung, wo einem Affenbaby zwei Ersatzmütter in Form von Stahlgestellen angeboten werden. Die eine verfügt über eine Nahrungsquelle, die andere ist kuschelig weich ausgepolstert. Das Affenkind flüchtet bei Gefahr zur weichen Mutter, nicht zur nährenden. Es zeigt da Anklammerungsverhalten, wo es warme, schützende Gefühle durch die Haut erfahren kann.

Aus all dem ist zu ersehen, wie bedeutsam die Erfahrungen der Körperperipherie sind. Die Haut bleibt im übrigen für den geregelten Austausch mit der Umwelt immer ein wichtiges Organ. Schließlich atmen wir ja durch die Haut, unsere Wärme- und Kälteempfindungen gehen durch die Haut, die Materialität der Dinge prüfen wir mit der Haut, und bewegende Erlebnisse und Erfahrungen gehen uns »unter die Haut«. Die »Gänsehaut« bekommen wir nicht nur von der Temperatur, sondern zum Beispiel auch durch Gruselgeschichten.

Beim Kind verschiebt sich zu einem späteren Zeitpunkt das Schwergewicht von der Haut auf die Hände. Die Funktion des Greifens entwickelt sich, wodurch die Erforschung der Umwelt in eine ganz bestimmte Richtung geht. An den Bildern des malenden Kindes kann man diese Verschiebung deutlich etwa im Alter zwischen sechs und sieben Jahren sehen. Der Körper verliert seine Taster, das Körperschema der dargestellten Figuren ist oft schon recht gut ausgebildet, aber die Hände gleichen haargenau den urtümlichen Tastkugeln. Sie sind ihrer Wichtigkeit in dieser Phase entsprechend groß gezeichnet, und die Anzahl der Finger ist noch lange Zeit willkürlich. Auch das wirft ein Licht auf den Vorrang des Erlebens vor der visuell wahrgenommenen Gegenständlichkeit in der kindlichen Darstellung (siehe auch Abb. 30, 31).

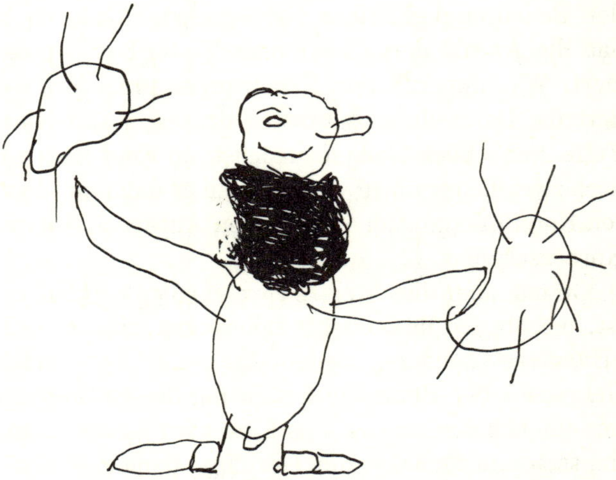

Stefan 6 Jahre, 2 Monate

Ich bin überzeugt, wenn Kinder nicht frühzeitig zum Abzählen ihrer fünf Finger angehalten würden, dauerte die Freude an der Überzähligkeit dieser spezialisierten Tastorgane sehr viel länger.

Das Kind in der Differenzierungsphase, das jetzt, wie Mahler sagt, »ausgeschlüpft ist«[57], erobert nun vor allem »handgreiflich« die Gestalt der Mutter oder der nächsten Bezugsperson. Es interessiert sich zunehmend für die Details im Gesicht, für Augen, Nase, Mund und Zähne, es faßt in die Haare, entdeckt etwa die Brille oder ist von Schmuck fasziniert. Es ist darum kein Wunder, daß in der entsprechenden Phase des zeichnenden Kindes auf diese ersten Erfahrungen Bezug genommen wird.

Genau wie Haut und Hände im Laufe der frühkindlichen Entwicklung die Erfahrungen mit der Umwelt gliedern und definieren, so tun dies allmählich auch die Beine. Das Kind beginnt sich kriechend mit ihrer Hilfe abzustemmen. Es stemmt sich im Schoß der Mutter auf, es beginnt, sich der Funktion der Beine bewußt zu werden.

Beim zeichnenden Kind macht sich die Erfahrung zunehmender Bedeutung einzelner Körperglieder dadurch bemerkbar, daß die Anzahl der Fühler oder Taster sich wesentlich reduziert. Wie immer, wenn Erfahrungen präzisiert werden, verliert die Darstellung zugunsten dessen, was wichtig wird, an Fülle. Schließlich bleiben zunächst am Kopf-Bauch-Körper nur noch zwei Taster übrig – wir haben es dann mit dem sogenannten Kopffüßler zu tun, dem ersten Ausdruck des menschlichen Körperschemas.

Ob nun aber dieser erste Zweigliedler wirklich ein »Füßler« ist, möchte ich bezweifeln. Ebensogut kann es sich um einen »Händler« handeln. Jedenfalls geht der Erfahrung des Gebrauchs der Beine die Erfahrung des Greifens und Tastens mit den Händen voraus. Das Kind wird ja auch nach dem Säuglingsstadium zunächst zum Greifling, dann erst zum stehenden, gehenden und laufenden Kind.

Die ersten Glieder erscheinen auch wenig tragfähig. Sie hängen eher am Körper, als daß sie ihn tragen würden. Glücklicherweise tritt uns diese erste Menschenfigur sehr oft auch als ein Viergliedler entgegen, und das enthebt uns weiterer Spekulationen über »Füßler« oder »Händler«.

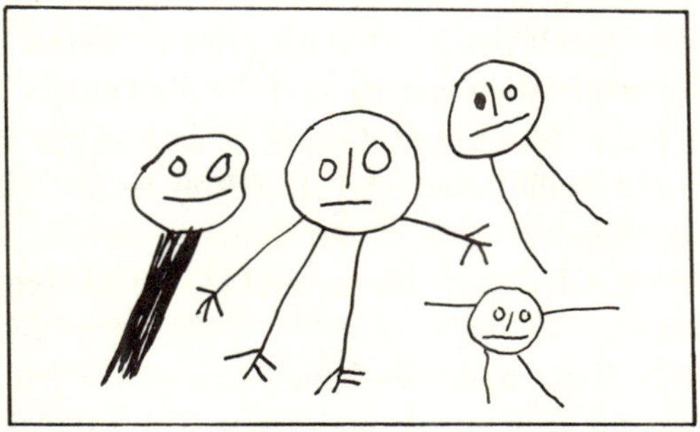

Die erste Menschengestalt ist da, aber sie ist trotz der bereits vollzogenen vielschichtigen Entwicklungsschritte noch keine voll funktionstüchtige menschliche Gestalt. Erlebensmäßig repräsentiert sie noch die psychophysische Einheit des Kindes. Kopf und Bauch sind noch eins. Auch ist sie immer noch dem frühen rotierenden Bewegungserleben ausgeliefert, sie dreht sich und schwebt, und es kann durchaus geschehen, daß ein Kind eine solche Figur auf den Kopf stellt oder sie quer ins Bild setzt und überhaupt nichts dabei findet. Der erste Mensch hat seine endgültige Ausrichtung in der Vertikalen noch nicht gefunden. Aber durch das Vorhandensein von Gliedmaßen weist er energisch auf weitere Ausformung und Ausrichtung hin.

Die wesentlichen Errungenschaften der Differenzierungsphase, die sich in der kindlichen Darstellung spiegeln, sind die Grenzerfahrungen des Körpers, der sich an andere Objekte anstoßend erlebt und dadurch der objektalen Welt außerhalb der eigenen Körpergrenzen inne wird. Dies sind grundlegende Vorbedingungen für den Aufbau eines eigenen Körperschemas und für die damit zusammenhängende Loslösung. Durch die abgrenzende Erfahrung im Kontakt mit der Umwelt wird das Erleben des eigenen Körpers und seiner Funktionen differenzierter.

Bevor ich die Entwicklung der kindlichen Darstellung weiter verfolge, möchte ich noch einmal kurz auf den Zusammenhang zwischen dem ontogenetischen Urerleben, wie es sich auf dieser Stufe zeigt, und den symbolbildenden Fähigkeiten des späteren Erwachsenen hinzuweisen versuchen. Wenn man die von dieser Urerfahrung des Strahlens und Tastens ausgehende Linie, die vom Kind als Bestandteil seines in Entwicklung begriffenen Organismus erlebt wird, noch weiter auszieht, dann könnte man auch an das Strahlen der Heiligenscheine in der religiösen Kunst denken, an die strahlenden Sonnengottheiten in den Mythologien oder auch an die vielarmigen Seeungeheuer, die dann den Gegenpol, den Verschlingungsaspekt darstellen.

Das Erleben des Strahlens und Tastens ist Vorbedingung zur

Bildung und zum Erkennen von Symbolen, ja, zur Entwicklung geistiger Prozesse überhaupt. Aufgeschlossenheit, das nach allen Seiten hin offene Interesse und Aufnahmebereitschaft sind sicher nicht denkbar ohne dies archaische Austasten des ersten Lebensraumes. Bei Carlos Castaneda findet sich ein schönes Beispiel für die Verwendung der Tastkugel als Symbol. In einem Gespräch des amerikanischen Anthropologen mit seinem indianischen Schamanen Don Juan, der mit Hilfe psychotroper Pflanzen die bewußtseinserweiternde Wirkung seiner Lehren unterstützt, heißt es:

> »Der kleine Rauch wird dir helfen, die Menschen als Lichtfasern zu sehen.«
>
> »Lichtfasern?«
>
> »Ja, Fasern, wie weiße Spinnweben. Sehr feine Fäden, die zwischen Kopf und Nabel kreisen. Dann sieht der Mensch aus wie ein Ei aus kreisenden Fasern. Und seine Arme und Beine sind wie leuchtende Borsten, die in alle Richtungen abstehen.«
>
> »Sieht jeder so aus?«
>
> »Jeder. Außerdem steht jeder Mensch mit allen anderen Dingen in Berührung, doch nicht durch seine Hände, sondern durch ein Büschel langer Fasern, die aus dem Mittelpunkt seines Leibes sprießen. Diese Fasern verbinden den Menschen mit seiner Umgebung.«[58]

Zusammenfassend möchte ich noch einmal auf die Parallelität der Entwicklungslinien hinweisen. Das zeichnende Kind im Alter zwischen vier und fünf Jahren, das seinen ersten wichtigen Abschnitt in der Darstellung bewältigt hat, nimmt Bezug auf das kleine Kind, das sich nach dem ersten Lebensabschnitt, nach dem fünften Monat, in der Differenzierungsphase aus der Symbiose zu lösen und sein Körperschema zu entwickeln beginnt.

Das Kind nimmt die Entwicklung seines psychophysischen Werdeganges noch einmal auf und bildet sie ab. Indem das Kind diese Prozesse und Stadien in einer eigenschöpferischen Arbeit nachvollzieht, wird es sich ihrer Bedeutung bewußt und arbeitet so an der Weiterentwicklung seiner Gestalt.

# Vom Kopffüßler zur stehenden Menschenfigur. Zweite Subphase der Individuation: das Üben

Nachdem das zeichnende Kind zwischen vier und fünfeinhalb Jahren die Strahlenfigur entwickelt hat und daraus durch weitere Differenzierung den Kopffüßler/-händler oder auch Greifling geschaffen hat, kann man in der nun folgenden Phase beobachten, wie diese Vorfiguren zu gegliederten Menschenfiguren werden, die außerdem über eine für die Entwicklung des Menschen entscheidende Fähigkeit verfügen: Sie stehen aufrecht.

Die Errungenschaft des aufrechten Standes ist deshalb besonders zu betonen, weil das Gefühl der vertikalen Ausrichtung ja lange Zeit wenig oder gar nicht ausgeprägt ist – man achte nur einmal darauf, wie Menschen und Dinge zu Beginn dieser Phase noch zwischen Himmel und Erde hängen. Oft ist als Ahnung eines Oben und eines Unten schon ein Himmels- oder Erdstreifen gezeichnet, aber das sichere Auf-dem-Boden-Stehen muß von den Figuren und Gegenständen in der Darstellung sozusagen erst erworben werden. Auch Häuser, Bäume, Blumen und Tiere schweben ja vorerst, bis sie sich allmählich in die Vertikale einpendeln.

Wieder, wie schon im vorigen Kapitel angedeutet, gehen dieser abbildenden Entwicklung Wachstums- und Reifeprozesse voraus, in welchen sich das zeichnende Kind nun orientiert. Zu denken ist an das Kind, welches sich vom liegenden zum krabbelnden, robbenden, kriechenden und dann sich hochstemmenden und an allen greifbaren Widerständen hochziehenden Kind entwickelt, das unermüdlich seine Füße auf einer festen Fläche aufzusetzen beginnt, um seine Sohlen im Kontakt mit dem Boden zu spüren.

Dies alles sind Vorübungen für die folgende Zeit, die phänomenologisch durch die freie aufrechte Fortbewegung des Kindes gekennzeichnet ist. ». . . Die schnelle Differenzierung vom Körper der Mutter, die Schaffung einer spezifischen Bindung an sie sowie Wachstum und Funktionieren der autonomen Ich-Apparate in enger Verbundenheit mit der Mutter . . .« sind hierfür unterscheidbare Entwicklungsbedingungen[59].

Das heißt: Das Autonomiestreben des Kindes durch den Erwerb der aufrechten Haltung löst die Symbiose mit der Mutter keineswegs auf. Sie erhält vielmehr eine andere Bedeutung, indem sie von der Verschmelzung zur Symbiose wird. Mutter und Kind sind nun zwei voneinander getrennte Objekte, die einander zwar brauchen, sich aber als Einzelwesen erfahren.

Dabei kann das Interesse des Kindes an der Mutter sehr viel bestimmter als bisher auf ein unbelebtes Objekt übertragen werden, das von ihr zur Verfügung gestellt wird. Wenn dieses Objekt für das Tastgefühl, für den Geruch und Geschmack genügend »Mutter« repräsentiert, kann es als Übergangsobjekt angenommen werden. Ein Kuscheltüchlein, ein weiches Stofftierchen kann mitgeschleppt werden; das Kind hat dann auf alle Fälle bei seinen ersten Erkundungen der Umwelt im Übergangsobjekt ein Stück Mutter bei sich.

Natürlich bezieht sich das zeichnende Kind nicht in der Weise auf dieses Stadium, daß es nun Figuren mit Teddybären im Arm darstellt. Die Erwähnung des Übergangsobjektes soll lediglich auf die begleitenden psychischen Stabilisierungsprozesse hinweisen, deren das Kind bedarf, um in der frühen Übungsphase überhaupt die Loslösung einzuleiten.

Zugleich soll verständlich gemacht werden, wie vielgleisig und vor allem wie kontinuierlich, Schritt für Schritt, die Entwicklung verläuft; strukturelle Veränderungen treten nicht sprunghaft ein. Genauso ist es mit dem Darstellen. Und deshalb möchte ich zeigen, wie die Phänomene der Kinderzeichnung eins aufs andere folgen.

Das zeichnende Kind stellt die auf beiden Beinen stehende

Figur ins Zentrum seiner Darstellung. Dabei ist es sicher nicht so, daß alle Kinder mit genau fünf Jahren eine schwebende Figur zeichnen und mit sechs Jahren eine stehende, genausowenig wie alle Kinder mit zwölf Monaten laufen können. Ein Kind tut's früher, ein anderes später, je nach individuellem Entwicklungstempo. Was mir wichtig erscheint, ist, daß die Stufen in ihrer Abfolge und mit der ganzen Vielfalt der Erfahrungen ausgelebt werden sollten. Das Überspringen von Stufen kann gefährliche Lücken reißen und die Bildung von Pathologien begünstigen. Stellen wir uns vor, ein Kind würde aus der liegenden Position heraus sofort aufstehen und fortlaufen. Es hätte wesentliche vorbereitende Erfahrungen nicht gemacht, fände sich plötzlich in Situationen, die es aufgrund mangelnder Übung gar nicht bewältigen könnte. (In der Kinderpsychopathologie werden Störungen zum Beispiel im Hinblick auf dieses Entwicklungsdefizit untersucht.)

In der kreativen Entwicklung verhält es sich ebenso. Geduldig muß der Betrachter abwarten, bis sich der für die jeweilige Stufe adäquate Ausdruck durch Zwischenlösungen und Übergangsformen festigt und präzisiert. Man sieht daher beim zeichnenden Kind neben dem Schweben der Figuren auch Übergangsformen, zum Beispiel schräg gestellte Figuren, die schon mal mit einem Bein auf dem Boden stehen.

Wir können als Entwicklungsablauf Rotieren – Schweben – Landen – Stehen feststellen. Von diesem Prozeß war zu Beginn dieser Ausführungen bereits die Rede (siehe S. 35).

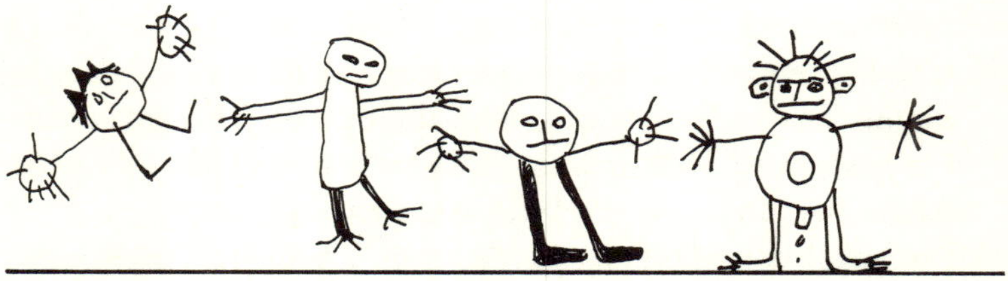

Damit es stehen lernen kann, benötigt das Kind anscheinend auch beim Zeichnen vielerlei Hilfsmittel, die ihm seinen Körper als ein zur vertikalen Aufrichtung tragfähiges Instrument begreiflich machen. So treten in der Darstellung Formelemente auf, die die schwebenden und landenden Figuren begleiten und die man Gitter, Leitern oder Gräten nennen könnte, also horizontal-vertikale Verstrebungen von Linien, die das zunehmende räumliche Bewußtsein stärken (siehe Abb. 32, 33, 34). Zudem bedeuten sie auch strukturelle Stärkung, wie ja auch das Gerippe dem Körper als inneres Gerüst Halt bietet. So ist es sicher kein Zufall, daß diese Formelemente oft auch in den menschlichen Körper hineingezeichnet werden. Mit der Fähigkeit, stehende Figuren zu malen, wächst auch die Fähigkeit, den Körper als aus verschiedenen Bestandteilen zusammengesetzt zu erleben. Und war der Kopffüßler noch eine Einheit aus Kopf und Bauch, so ist die menschliche Figur, wie sie jetzt entsteht, auch wenn sie noch nicht richtig gerade stehen kann, doch schon viel differenzierter, wobei vor allem der Kopf deutlich vom Rumpf getrennt ist.

Nach all diesen vorbereitenden Übungen kann schließlich in der Darstellung der fertige Mensch erscheinen, der, im stolzen Bewußtsein seiner neuen Fähigkeit zur aufrechten Haltung, triumphierend dasteht. Meist breitbeinig, die Arme nach den Seiten ausgestreckt, strahlend, steht er da. Eine Position, die kundzutun scheint: Jetzt geht's los! Ich komme! (Siehe Abb. 35, 36, 37, 38 und Abb. 2, 3, 4, 5.)

Man kann in dieser ersten voll ausgebildeten Figur, die fest auf dem Boden gelandet ist, das Kind aus der Übungsphase erkennen, das, wie Greenacre sagt, ein »Liebesverhältnis« mit der Welt eingeht.

> »Die libidinöse Besetzung verschiebt sich im wesentlichen zugunsten des rasch wachsenden autonomen Ichs und seiner Funktion, und das Kind scheint von seinen eigenen Fähigkeiten und der Größe seiner Welt wie berauscht.«[60]

Wir können uns vorstellen, was es für die Autonomie des Kindes bedeutet, das Schweben gegen den festen Stand einzutauschen. Mit diesem körperlichen Hochgefühl ist auch eine neue sensorische Empfänglichkeit verbunden, welche ganz entscheidend die

Identitätsentwicklung vorantreibt. Nach Ansicht der Entwicklungspsychologen hat auch die Entdeckung der geschlechtlichen Identität mit dem Erwerb der aufrechten Haltung zu tun. Der Knabe entdeckt seinen Penis (siehe Abb. 39, 40).

Es ist also kein Zufall, daß die bildliche Darstellung, die auf diese Entwicklungsphase Bezug nimmt, häufig Geschlechtsmerkmale erkennen läßt, denn nicht nur die Entdeckung des eigenen Körpers spielt eine Rolle, sondern auch das, was man bei Eltern und Geschwistern sieht. Auch kleine Mädchen zeichnen des öfteren Figuren mit Penis, denn ein so imponierendes Merkmal regt das Interesse des Kindes natürlich an. Aber auch der weiblichen Identität versichert sich das Kind, indem es den Figuren etwa Brüste zeichnet. In der psychoanalytischen Entwicklungspsychologie spielen die Entdeckung des Penis durch den Jungen und die Entdeckung des Mädchens, daß es keinen Penis hat, eine große Rolle und gipfeln in der Annahme von Kastrationsangst und Penisneid. In den Darstellungen ist der Penis im wesentlichen imponierendes Merkmal, mit dem sich teilweise auch kleine Mädchen identifizieren. Möglicherweise kompensieren sie das Fehlen dieses Merkmals dadurch, daß sie es malen. Eine dramatische Rolle spielt der Penis in der Darstellung des Urinierens. Penis und Anus sind wichtige Ausdrucksmittel, wenn durch Urinieren und Koten aggressiver Trotz signalisiert wird.

Das Kind hat sich mit dem Aufbau und der Aufrichtung der menschlichen Figur jetzt eine eindeutige Identifikationsmöglichkeit geschaffen. Wir beobachten die Entstehung der menschlichen Figur aus allen bereits entwickelten Grundformen, aus dem Dreieck, dem Viereck, vor allem natürlich aus dem Kreis und dem angeschnittenen Kreis, der wie eine Glocke aussieht.

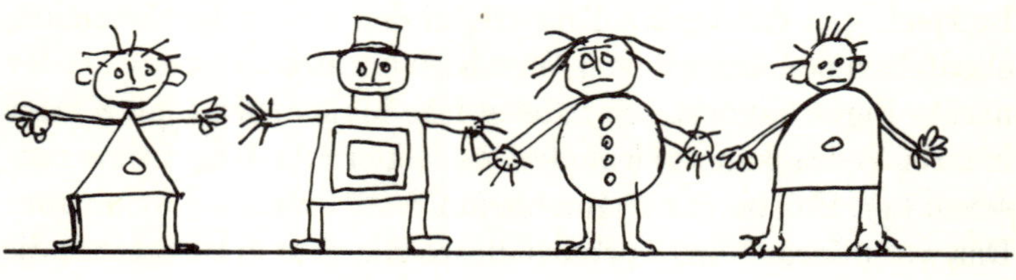

Das Gefühl, es nun mit einem sehr selbstbewußten Wesen zu tun zu haben, wird durch ein weiteres typisches Merkmal dieser Phase unterstützt, nämlich durch die Kennzeichnung des Mittelpunktes mit Hilfe des Nabels. Kinder wollen ihn überall anbringen und malen ihn deshalb sogar auf Kleider. Ohne Rücksicht auf Kleid oder Pullover wird der Nabel angebracht als Kristallisationspunkt des Bewußtseins der eigenen Mitte (siehe Abb. 42).

Der Nabel, der in verschiedenen Mythologien der Mittelpunkt der Welt ist, wird als Ausdruck des egozentrischen allmächtigen Lebensgefühls des kleinen Kindes in der Übungsphase verstanden. Aber nicht nur den menschlichen Figuren gibt er Zentrum, er übernimmt auch bei Gegenständen diese symbolische Funktion. Zum Beispiel hat ein Baumstamm in der Mitte ein Loch, oder ein Vogelnest sitzt mitten in der Krone. Oder ein Haus hat ein rundes Fenster im Giebel. Dies alles kennzeichnet Mitte. Es ist, als gebrauche das Kind die Wirklichkeit der Erscheinungen als Kode für tieferliegendes persönliches Erleben.

Arno Stern hat zum erstenmal auf »tiefere Beweggründe« aufmerksam gemacht, die dem Ausdruck Form geben, und er nannte die sich von Kind zu Kind gleichenden Phänomene dieses Ausdrucks die »Elemente einer Gestaltsprache«. Alle bisher aufgezählten Erscheinungen der kindlichen Darstellung gehören zu ihrer Grammatik, denn sie beziehen sich auf ontogenetische Erfahrungen.

Ein weiteres, dem Mittelpunkt vergleichbares Phänomen ist hier noch einzureihen: Die Axiallinie, eine lineare Mittenbetonung, die mit der Vertiefung der Erfahrung horizontaler oder vertikaler Ausrichtung zu tun haben muß. Wir beobachten zum Beispiel, daß eine ganze Knopfreihe den Körper entlangläuft, ebenfalls unabhängig davon, ob es sich um eine angezogene oder nackte Figur handelt. Ich habe etliche Male erlebt, daß Kinder in ihrer Versunkenheit während des Malens die Knopfreihe zwischen den Beinen der Figur bis auf den Boden weiterführten. Das weist darauf hin, daß auch dieses Element der Gestaltsprache »tiefere Bedeutung« hat als die, nur Knopfreihe zu sein. Die Axiallinie zeigt sich auch als gestrichelte oder durchgezogene Linie als »Schmuck« an Gegenständen oder horizontal als Reihe von Bullaugen auf einem Schiffsrumpf – um nur einige Beispiele zu nennen (siehe Abb. 1 u. 41).

Typisch für dieses Stadium bildlichen Gestaltens ist auch das Verhalten des Kindes während des Malens selbst. Mit der Möglichkeit, die menschliche Figur zu schaffen, steht dem Kind die gesamte Umwelt zur bildhaften Gestaltung zur Verfügung. Das Kind hat ja auch in den vorausgegangenen Phasen gelernt, die geometrischen Grundformen zu zeichnen, aus denen sich alles zusammensetzen läßt. Es kann also *alles*, was es will, darstellen. Dabei ist es aber weniger daran interessiert, sich den Objekten seiner Darstellung anzupassen, sie also genau zu beobachten und entsprechend »richtig« abzubilden. Das Kind paßt vielmehr diese Gestaltwelt seinen inneren Bedürfnissen an. Es malt die Dinge nicht, wie sie sind, sondern so, wie sie gerade in sein Erleben passen.

Diese von magischer Phantasie begleitete Darstellung macht dabei oft einen plötzlichen Bedeutungs- oder Stimmungswandel durch. Eine eben noch friedliche Figur kann zum zähnefletschenden Raubtier werden, ein Sonnenhimmel sich durch zahllose Regentropfen verdunkeln. Oder eine Figur macht sich bei einer bestimmten Tätigkeit schmutzig und wird entsprechend mit schwarzer Farbe überpinselt. Das Kind ist überhaupt nicht daran interessiert, daß die einzelnen Stadien solcher Verwandlung erhalten bleiben. Es ist mit dem Verlauf identifiziert, und so lagern sich die Schichten seines Erlebens übereinander wie Filmbilder. Ein Kind hatte einmal nach der Malstunde ein schwarzes Blatt vor sich hängen, nachdem es die ganze Stunde intensiv gemalt hatte. Es bemerkte nur: »Jetzt ist es Nacht geworden«, und war damit vollauf zufrieden.

Dies sind magische Praktiken, die auch sonst zum Spiel des fünf- bis siebenjährigen Kindes gehören. Es ist ganz selbstverständlich, daß ihnen beim Malen besonders breiter Spielraum eingeräumt ist, denn malend schafft das Kind seine Spielwelt immer wieder neu. Es kann dabei vollkommen ungehemmt seinen inneren Impulsen folgen. So kann zum Beispiel ein böses Tier zu Tode gebracht werden, indem es immer wieder mit Pfeilen durchbohrt wird; oder umgekehrt kann ein krankes Wesen sofort gesund werden und davonspringen.

Man sieht und hört geradezu, wie ein malendes Kind in das Geschehen involviert ist, das es darstellt, und wie sich durch diese aktive Beteiligung Spannungen und Ängste lösen können. Oft sprechen die Kinder mit den entstehenden Figuren oder machen zu vielen Gegenständen entsprechende Geräusche; oft geraten sie selbst in Bewegung, als ob die Wesen ihnen gegenüber lebendig wären. Das sieht dann fast wie ein Tanz vor dem Bild aus.

Ein Hund bellt, eine Maschine rattert, ein Motor heult auf, ein Sturm braust, ein fressendes Tier schmatzt – alles Begleiterscheinungen eines intensiv erlebten Vorganges, in dessen Verlauf wie im Spiel durch Symbolbildung Erleben verarbeitet wird. In diesem Verhalten spiegeln sich meiner Ansicht nach auch die frühen Omnipotenzgefühle, die das Kind beflügelten, als es durch die neuerworbene Fähigkeit des Stehens zur Welteroberung aufbrechen konnte. Die Fähigkeit zur Fortbewegung und die sie begleitende stark narzißtische Besetzung der Körperfunktionen wie der Objekte und Ziele seiner expandierenden Realität sind die entscheidenden Merkmale der Übungsphase.

In dieser Phase übt das Kind seine autonomen, von der Mutter oder anderen Bezugspersonen unabhängigen Fähigkeiten. Es ist gewissermaßen verliebt in die Welt und in seine eigene Größe und Allmacht. Das Gesetz der Verliebtheit aber bringt es mit sich, daß die Welt verzaubert ist und im Lichte der Projektionen des Verliebten erscheint. Daraus erklärt sich sicher auch das magische Erleben der späteren Kinderzeit zwischen fünf und sieben Jahren.

Margaret Mahler äußert bezüglich der aktiven Loslösungsversuche dieser Phase noch einen anderen wichtigen Gedanken:

»Wir könnten die Möglichkeit in Betracht ziehen, daß die

gehobene Stimmung dieser Subphase nicht nur mit der Eroberung der Ich-Apparate zusammenhängt, sondern auch mit der übermütigen Flucht aus der Verschmelzung mit der Mutter, der Verschlingung durch sie.«[61]

Zur Abwehr der immer wieder drohenden (und in dieser Phase immer wieder notwendigen) Verschmelzung ist das Kind auf eine narzißtische Besetzung der eigenen autonomen Fähigkeiten angewiesen. Das magische Erleben begreife ich daher als ein Zusammenwirken der eigenen, als allmächtig erlebten Fähigkeiten und der daraus resultierenden, auf die Dinge projizierten Allmacht dieser Dinge, die es zu bewältigen und für das eigene Erleben nutzbringend anzuwenden gilt, wenn man siegreich aus dem Loslösungsprozeß hervorgehen will.

Manche Erwachsenen trauern dem Verlust, besser gesagt dem Vorübergehen, dieser als von berstender Lebenskraft erfüllten Entwicklungsphase nach. Sie wünschen sich die Allmachtsgefühle dieser Zeit zurück und sehnen sich nach der über alle Vernunft erhabenen magischen Kraft der Verwandlung allen Übels. Doch diese Phase läßt sich nicht festhalten, darf sich nicht festhalten lassen. Jedes Kind überwindet sie im »Normalfall«, wobei die für diese Phase spezifischen Verhaltensstrukturen in neue oder übergeordnete einmünden.

Es ist nämlich ein großer Unterschied, ob man *im* Magischen bleibt oder in der Lage ist, *mit* dem Magischen zu leben. Aus einer gesunden Realitätserfahrung heraus kann sich jeder erlauben, sich mit dem Magischen zu befassen.

Jean Piaget betont, wenn er das magische Alter der Entwicklung beschreibt, wie wichtig es ist, daß das Kind lernt, zwischen innerer und äußerer Wirklichkeit zu unterscheiden, wie es zugunsten einer neuen Realitätserfahrung wieder aus der Befangenheit des magischen Erlebens auftauchen muß.[62]

Man stelle sich einmal vor, wie ein Kind spielt. Es fährt mit dem Spielzeugauto durch ein Dorf, kommt vor ein großes Gebäude, das es aber nicht umfahren will. Das Auto verwandelt sich im gleichen Augenblick in ein Flugzeug, steigt in die Luft und überfliegt das Gebäude, um auf der anderen Seite mit quietschenden Bremsen wieder zu landen. Wenn das Kind solches Verhalten nicht überwinden könnte, wäre dies lebensgefährlich. Es führe dann nämlich auch als Erwachsener, etwa auf der Autobahn, in rasendem Tempo auf eine stehende Kolonne zu, in der Hoffnung, das Auto würde sich im rechten Augenblick in die Lüfte erheben und alles überfliegen.

Entwicklung sichert das Überleben. Aber das besagt ja nicht, daß die Kanäle zu den früheren Erlebnisstufen verschüttet sein müssen. Die Erfahrungen der Gegenwart werden vielmehr beständig auch durch früheres Erleben gespeist. Entwicklung bedeutet nicht Zurücklassen, sondern Neuerwerb von Fähigkeiten durch die Integration des Vergangenen. Entwicklung heißt daher nicht in erster Linie Verzicht, sondern Aneignung neuer Erlebnismöglichkeiten.

# Unter dem Bogen und im Kreis. Dritte Subphase der Individuation: die Wiederannäherung

Das sechs- bis siebenjährige Kind, das die auf beiden Beinen sicher stehende menschliche Gestalt sowie viele andere zur gegenständlichen Darstellung notwendigen Formelemente als Ausdrucksmittel zur Verfügung hat, bevorzugt in dieser Zeit deutlich zwei Formen: den Bogen und den Kreis.

Nicht, daß Bogen und Kreis während dieser Entwicklungsphase um ihrer selbst willen als neue Formen geübt werden müßten, wie das am Anfang der Entwicklung nötig war, es scheint vielmehr, als stünden sie inzwischen im Dienste des symbolischen Ausdrucks. Bei der Beobachtung gestaltender Kinder hat es mich immer wieder überrascht, wie ein Bild, oder besser eine Bildgeschichte, in die Grundform des Bogens oder Kreises hineinkonzipiert wurde oder wie bereits fertiggestellte Bilder ganz zum Schluß noch mit einem offensichtlich als notwendig empfundenen Kreis ausgestattet wurden. Ein Segelschiff auf dem Meer bekommt da plötzlich durch eine kreisförmige Linie noch eine Umhüllung; ein zusätzlicher Weg führt kreisförmig um ein Haus herum; eine Figur auf einer Wiese wird unter einen Regenbogen gestellt; eine Figur erhält einen Haarschmuck, der bogenförmig wie ein Schirm zu beiden Seiten herabfällt; eine Figur wird sorgsam umschlossen und getragen von einem runden Blau, das als Schwimmbecken deklariert wird, und dergleichen mehr.

Diese beiden Ausdrucksformen, Kreis und Bogen, gehören entweder von Anfang an zum Inhalt des Bildes oder sie werden als Präzisierung des Ausdrucks ganz am Schluß des Malprozesses noch hinzugefügt. Und ganz unabhängig davon, was das Bild inhaltlich erzählt, geben sie dem Bild seine formale Grundstruktur. Die Art ihrer thematischen Verwendung ist, wie gesagt, sehr vielfältig; die folgenden Beispiele mögen Einblick in das Typische dieses Ausdrucks geben.

Wenn man von den dargestellten Bildeinzelheiten einmal abstrahiert und im Kreis das Symbol des Umhüllens, Umschließens, des Beschützens sieht und im Bogen das Symbol des Überdachens, dann wird klar, daß das Kind auch damit wieder eine ganz bestimmte psychische Befindlichkeit ausdrückt.

Das Tigerbild wäre dann nicht mehr einfach zu beschreiben als »Tigermutter mit Jungem«, sondern zu berücksichtigen wäre in erster Linie der Bogen, den die Tigermutter über dem Jungen bildet. Da hat es ein Junges offensichtlich nötig, sich unter den schützenden Leib der Mutter zu stellen, um dann ganz keck darunter hervorzusehen (siehe Abb. 43, 44).

Ich habe während der zehn Jahre, in denen ich mit Kindern gemalt habe, kein Kind zwischen fünf und sieben Jahren kennengelernt, das diese Ausdrucksform nicht benutzt hätte. Wie häufig es gebraucht wird, hängt natürlich von der jeweiligen psychischen Konstitution ab. Auch Beobachtungen von Kolleginnen, die mit Kindern malen, bestätigen die Häufigkeit dieses Gestaltungselements.

Die ebenso auffällige wie beharrliche Art des Auftretens dieser Form bei Kindern etwa gleichen Alters hat mich eigentlich erst auf die Idee gebracht, dem Bedeutungshintergrund sich ähnelnder Formen in der Kindermalerei nachzugehen. Dies war dann der Ausgangspunkt für meine Beschäftigung mit den früheren Formen, und so habe ich den kindlichen Ausdruck als Spiegel früherer Entwicklungsstufen betrachten gelernt.

Bevor ich diese Phase der Darstellung mit einer Stufe der frühen Kindheit vergleiche, möchte ich auf die aktuelle Situation des Kindes in diesem Alter eingehen. Das Kind hat nun schon längst eine relative Unabhängigkeit von seiner Familie erreicht, die ihm zum Beispiel den Aufenthalt unter Gleichaltrigen im Kindergarten gestattet; es kann sich im symbolbildenden Spiel ausdrücken und ist der Realität in einer Weise angepaßt, die es »vernünftig« reagieren läßt. Ein sechsjähriges Kind entwickelt einen gewissen Sinn für Regelmäßigkeit, Pünktlichkeit, Sauberkeit, Ordnung, für all jene Strukturen, welche für das Zusammenleben in unserer Kultur unerläßlich sind. Seine kognitiven Strukturen sind entsprechend ausgebildet, das Kind hat gelernt, Ursache und Wirkung im Zusammenhang zu sehen, es beginnt, sich wißbegierig vermehrt theoretischen Problemen zuzuwenden – es begreift bereits Zusammenhänge zwischen Gestalt und Sinn. Es kann seinen Namen schreiben und Buchstaben mit den zugehörigen Lauten in Verbindung bringen.

In das Leben dieses Kindes, das ja inzwischen eine gewisse Reife erreicht hat, tritt plötzlich ein beunruhigendes Element: In seinem Leben, das sich bisher im Kreis der Verwandten und Freunde, in sicheren Bahnen also abspielte, beginnen nun die Institutionen eine Rolle zu spielen. Im Kindergarten, immer noch eher Spielplatz mit Gleichaltrigen als Pflichtübung, wird das sicher nicht so stark empfunden wie etwa vor dem Schuleintritt.

Die Schule als ganz neue Orientierung und Anforderung, einerseits fieberhaft erwartet, verursacht andererseits doch Verunsicherung. Da ist es ganz natürlich, daß das Kind in den sicheren Hafen der Urbeziehung zurückstrebt, in den mütterlichen Schutz. Sicher gibt es in dieser Altersstufe noch andere Faktoren, die das Kind verunsichern, das Eingreifen der »Öffentlichkeit« ins Kinderleben darf dabei aber nicht unterschätzt werden. Ich möchte zur Illustration das Beispiel eines sechseinhalbjährigen Jungen bringen, der kurz vor dem Schuleintritt stand.

Die Mutter hatte ihn ins Malatelier geschickt, weil er sich auf spielerische Weise an »geregeltes« Arbeiten gewöhnen sollte. Sie selbst sah dem Schuleintritt ihres ersten Kindes mit großer Unsicherheit entgegen. Sie hielt ihren Sohn noch für zu »kindlich«. Trotzdem forcierte sie in dieser Zeit allerlei Aktivitäten bei dem Kind – sie glaubte es ihm schuldig zu sein, es nach bestem Wissen auf den Schuleintritt vorzubereiten. Der kleine Junge reagierte auf die von Unsicherheit getragenen Bemühungen seiner Mutter mit einem Bild, das einen kleinen Menschen zeigt, der im Begriff ist, einen Berg zu erklimmen. Da dies offensichtlich für seine Verhältnisse eine Überforderung bedeutet, muß der kleine Mensch durch einen größeren gestützt werden. Merkwürdigerweise fehlen aber auch der großen Figur die zur Hilfe nötigen Arme und Hände, und der Kleine muß sich von einer riesigen, aus dem Nichts kommenden und über die große Figur hinwegreichenden Hand in Richtung Bergspitze schieben lassen (siehe Abb. 45, 46).

Man erkennt in diesem Bild deutlich den Eingriff einer fremden Macht, die sich beider Figuren bemächtigt, indem sie die große übergeht und die kleine zu Leistungen antreibt.

In einem zweiten, kurz darauf gemalten Bild begegnet man nun dem schützenden Bogen in reinster Form und zusätzlich noch dem das Erleben des Zurückschlüpfens in den mütterlichen Schutz verdeutlichenden Phänomen der Verschachtelung. Ein Haus in einem Haus in einem Haus. Wir könnten auch sagen: ein Mensch »in« einer Mutter, in einer Familie, in einer Umwelt etc.; die Welt des Kindes wird größer, und wir haben es in dieser Darstellung mit einer bildhaft gewordenen Reaktion auf die Ängste des Kindes bezüglich der Neuorientierung in dem größer gewordenen Rahmen zu tun. Im günstigsten Fall drückt sich hier eine vorübergehende Regression vor dem Schritt in die größere Eigenständigkeit aus. Da das obere Gehäuse rundherum von Strahlen besetzt ist, die Neugierde und aktive Zuwendung dem Neuen gegenüber verraten, kann man der Einschulung jedoch positiv entgegensehen.

Ich möchte in diesem Zusammenhang aber nicht Psychodiagnostik betreiben. Dies Beispiel soll nur dazu beitragen, Kreis- und Bogenform besser zu verstehen, und darauf hinweisen, wie die Realität des kindlichen Lebens an der unbewußten Auswahl der verwendeten Formen mitbeteiligt ist. Genauso ausschlaggebend für diese Auswahl ist das Erleben des Kindes, das nicht unbedingt nur die aktuelle Situation betreffen muß, sondern von früheren Erfahrungen geprägt ist. Die Gegenwart kann dabei natürlich stark aktivierend wirken.

Angesichts dieser Formphänomene erweist es sich von neuem als sinnvoll, den Blick zurück auf die frühen Phasen der

Entwicklung zu wenden. Margaret Mahler nennt die Stufe, welche die Übungsphase ablöst, die Wiederannäherung, auch Wiederannäherungskrise. Damit ist angedeutet, daß es sich um einen schwierigen, für Störungen anfälligen Abschnitt auf dem Loslösungs- und Individuationsweg handeln muß.

Wenn man bedenkt, wie das Kind in der Übungsphase durch den Erwerb der aufrechten Haltung und des Gehens anfängt, die Welt autonom zu erkunden, und welche Allmachtsillusionen damit verbunden sind, so wird deutlich, daß das damit einhergehende Hochgefühl kein Dauerzustand sein kann, sondern daß diese wichtige Erlebensstufe in eine neue Konfrontation mit der Realität einmünden muß. Notwendigerweise erfährt der Narzißmus des Kindes auf dem Höhepunkt der Übungsperiode eine Entwertung, denn es kann die Illusion seiner allmächtigen Größe nicht aufrechterhalten. Dies ist neben der wachsenden kognitiven Reife der Grund für die Störanfälligkeit dieser Phase, denn das Erkennen eines realen Tatbestandes bedeutet ja noch längst nicht, daß die neuen Situationen auch erlebnismäßig bewältigt werden.

Das Kind in diesem Stadium wird sich seines Getrenntseins von der Mutter stärker bewußt. Zur Verarbeitung dieses verunsichernden und beunruhigenden Zustandes stehen ihm zunächst verschiedene Verleugnungsmechanismen zur Verfügung. Das Getrenntsein soll wieder aufgehoben werden. Häufig kann man in dieser Zeit beobachten, daß ein Kind stark an der Mutter »klebt«, daß es auf der Anteilnahme und Aufmerksamkeit der Mutter geradezu beharrt.

Zugleich mit dem Verlust des eigenen Allmachtsgefühls verliert auch der Glaube an die Allmacht der Liebesobjekte an Stärke; das Kind gibt durch das Bewußtsein der Getrenntheit seine Identifizierung mit ihnen auf. Es erlebt, daß auch die Eltern »eigene« Wesen mit eigenen Interessen sind. Eine erhöhte Trennungsangst ist die Folge.

Die Mutter-Kind-Beziehung ähnelt oft einem Kampf, in dem beide zu ihrem Recht kommen wollen, zumal manche Mütter, die die wachsende Unabhängigkeit des Kindes während der

Übungsphase genossen haben, gar nicht verstehen, woher plötzlich dieser Umschlag kommt und warum das Kind wieder ständig am Rockzipfel hängt.

> »Der Wiederannäherungskampf hat seinen Ursprung im artspezifischen menschlichen Dilemma, das dadurch entsteht, daß das Kind einerseits durch die rasche Reifung seines Ichs gezwungen ist, seine Getrenntheit wahrzunehmen, während es andererseits noch nicht allein bestehen kann und die Eltern noch viele Jahre hindurch weiterhin braucht.«[63]

Während die Angst vor dem Objektverlust bei den autonomen Unternehmungen des Kindes oder auch aufgrund einer vorübergehenden Abwesenheit der Eltern durch Verinnerlichung schon teilweise gemildert ist, wird sie durch den drohenden Liebesverlust als Folge introjizierter elterlicher Gebote wiederum kompliziert.

Mit Hinweis auf die faszinierenden Ergebnisse der Forschungen Margaret Mahlers, die hier nicht erschöpfend referiert werden können, möchte ich lediglich zusammenfassend feststellen, daß die Wiederannäherung eine hochsensible Entwicklungsstufe ist und daß das Bedürfnis nach vorübergehender Regression nicht ernst genug genommen werden kann. Nur aus dem verständnisvollen Reagieren auf das labil erscheinende, zwischen narzißtischer Wut und altruistischer Hingabe schwankende Verhalten des Kindes kann sich so etwas wie eine kritische Distanz zu den Objekten einpendeln, welche neu eingeschätzt und wahrgenommen werden müssen. Das Kind ist bei diesen Bemühungen auf die emotionale Unterstützung seiner engsten Bezugspersonen angewiesen. In diesem Lichte erscheinen Kreis und Bogen in der Darstellung des Kindes auch als notwendige Rückgriffe auf früheres Erleben, das bearbeitet und integriert werden muß.

Die Reihe der für diese Bearbeitung bedeutsamen bildlichen Phänomene des etwa sechs- bis siebenjährigen Kindes läßt sich durch einige weitere Beispiele ergänzen. Wie der Kreis und der Bogen eine symbolische Schutzfunktion ausüben, so drücken vor allem auch die von mir so genannten »Koppelungen« bzw.

Verbindungen oder Verflechtungen das Bedürfnis nach Nähe und Gehaltensein aus. Man kann sich leicht vorstellen, daß die Nachwirkungen des entsprechenden frühkindlichen Erlebens sowie auch die aktuellen Erlebnisse ein Bedürfnis nach Sicherheit durch Verbundenheit auslösen. Bei »Koppelungen« zum Beispiel denke ich daran, daß Kinder größten Wert darauf legen, daß beispielsweise zwei Schiffe aneinandergekoppelt sind, ein großes Auto ein kleines schleppt, ein von einem Haus ausgehender Weg genau vor der Haustüre eines anderen Hauses mündet, der aus dem Schornstein aufsteigende Rauch zweier oder dreier Häuser sich verbindet und gemeinsam seine Spur am Himmel zieht, oder daß etwa das Wurzelwerk zweier Bäume ineinandergreift. Immer geht es um das Wiederfinden, das Wiederverbinden, als hätte man sich im ersten Taumel euphorischer Omnipotenzgefühle viel zu weit fortgewagt.

Ein Junge von sechseinhalb Jahren malte nach den Winterferien im Atelier ein Bild, welches das, was ich oben zu erklären versuchte, auf der Ebene des aktuellen Erlebens wunderschön zum Ausdruck bringt (siehe Abb. 47). Auf dem Bild entsteht eine Schneelandschaft, eine Skipiste durchzieht dynamisch die Diagonale, wird von der Aufwärtsbewegung einer Sesselbahn in der anderen Diagonalen durchkreuzt. Der Junge ist so vertieft in das Erleben der als groß und weit erlebten Bewegungen des Skifahrens, daß er das Bild auch entsprechend groß anlegt. Der Junge scheint zunächst von seinen Fähigkeiten sowohl als Skifahrer wie auch als Maler eines großformatigen Bildes ganz durchdrungen zu sein; beides Herausforderungen, die er bewältigen will. Schließlich saust dann auch ein Skifahrer die gewaltige Piste abwärts. Aber gleich darauf wendet der Junge einem ganz anderen Gegenstand, der scheinbar mit der ganzen Geschichte gar nichts zu tun hat, seine volle Aufmerksamkeit zu. Er malt hingegeben zwei Bäume, die dicht beieinander stehen und deren Wurzeln ineinander verflochten sind. Als er damit fertig ist, schaut er zu mir hin und sagt zufrieden: »Weißt du, unter dem Schnee kommen sie zusammen.«

Von der Mutter des Jungen habe ich dann erfahren, daß er

tatsächlich in den Ferien die Herausforderung eines Kinderskirennens angenommen und auch erfolgreich bestanden hatte. Das kurz darauf im Atelier entstandene Bild nimmt dieses Erlebnis noch einmal auf und bearbeitet meiner Ansicht nach ganz deutlich die diese wagemutige Aktion unbewußt begleitenden Ängste und Verunsicherungen. Es zeigt, wie der Junge ganz im Sinne der Wiederannäherung als Reaktion auf draufgängerische Unternehmungslust sich des sicheren Bodens in der Verwurzelung mit einem vertrauten Wesen vergewissern muß.

Die beschriebenen Phänomene, welche nach meinen Beobachtungen im Atelier im Alter zwischen sechs und sieben Jahren auftreten, sind für mich deshalb von besonderem Interesse, weil sie auf auf das frühkindliche Erleben Bezug nehmen, daneben aber bereits stark aktuellen Ausdruckscharakter haben. Die aktuelle und die vergangene Lebenssituation scheinen sich auf einmal sehr ähnlich zu sein. Das Kind zwischen 15 und 24 Monaten hat sozusagen triftige Gründe für seine Verunsicherung, da es immer deutlicher zu spüren beginnt, daß ihm in der bisher als allmächtig und als vollkommen verfügbar erlebten Mutter jetzt ein eigenes Wesen gegenübersteht.

Die beginnende Welteroberung konnte nur auf der Basis der Verschmelzung mit der Mutter geschehen. Wenn dann dem reifenden Bewußtsein diese Basis entzogen wird, sind natürlich Verunsicherung und begründete Zweifel an den eigenen Fähigkeiten die Folge. Die Reaktion darauf ist die Wiederannäherung, der Versuch, das verlorene Paradies wiederzufinden, allerdings auf einer fortgeschritteneren Stufe. Die Mutter der Wiederannäherungszeit ist nur zu einem Teil Ziel der regressiven Wiedervereinigung, zum anderen Teil ist sie jetzt auch wichtiger teilnehmender Partner.

Man kann also sagen, daß im »Normalfall« die Phänomene der Wiederannäherung nicht als eigentlich regressiv zu bezeichnen sind, sondern eher als eine der Entwicklung dienende Rückversicherung in einer sich als stabil erweisenden Beziehung.

Was nun dem älteren Kind, welches darstellend auf diese Bedürfnisse Bezug nimmt, in seiner aktuellen Lebenssituation widerfährt, hat, wie ich zu schildern versuchte, ganz ähnlichen Charakter wie die Erfahrungen in dieser frühen Phase. Wieder muß es sich, allerdings auf ganz anderer Stufe, allmählich einer noch konsequenteren Eigenständigkeit bewußt werden. Die daraus folgenden Trennungsängste haben große Ähnlichkeit mit den Verunsicherungen von damals. Was sich aber inzwischen grundlegend geändert hat, ist die Möglichkeit, auf diese inneren Regungen zu reagieren. Es steht nun ein Mittel zur Verfügung, das Erleben zum Ausdruck zu bringen: Das Erleben wird durch Gestaltung »begriffen«. Das Kind ist mit seiner inzwischen entwickelten Fähigkeit im Bereich des Gestaltens in der Lage, unmittelbarer als früher zum Jetzt Bezug zu nehmen.

Ich erinnere daran, wie das drei- bis vierjährige Kind in der Gestaltung dem rotierenden Raumgefühl nachspürt: Die Figuren schweben und drehen sich zwischen Himmel und Erde, obwohl das Kind schon seit zwei Jahren laufen kann. Es scheint also sein ehemals unmittelbares Erleben gestalterisch nachzuholen, wozu es in jener frühen Zeit noch nicht die Fähigkeit hatte.

Sobald die Menschenfigur entwickelt ist und aufrecht stehen kann, kann das Kind in der Darstellung viel deutlicher auf das aktuelle Erleben Bezug nehmen. Nachdem also bis zu diesem Zeitpunkt in der schöpferischen Entwicklung neben dem Neuerwerb von Fähigkeiten Erleben vor allem nachgeholt und *eingeholt* worden ist, wäre von einer nächsten Stufe der Darstellung folgerichtig eine weitgehende Identifikation des kreativen Kindes mit den altersadäquat stattfindenden äußeren Ereignissen zu erwarten.

Formale Merkmale der Wiederannäherung, welche in dieser Phase der Darstellung durch eine Reaktivierung der Wiederannäherungskrise angeregt werden, sind also, zusammengefaßt, vor allem Figuren im Kreis oder unter der Bogenform, Ankoppelungen, Verbindungen durch Wege, Verflechtungen durch Astwerk oder Wurzeln zweier Bäume etc. Das Prinzip der Verschachtelung, des Ineinanderstellens oder Ineinandermalens von Figuren gehört als intensivster Ausdruck eines Bedürfnisses nach Nähe mit in diese Reihe.

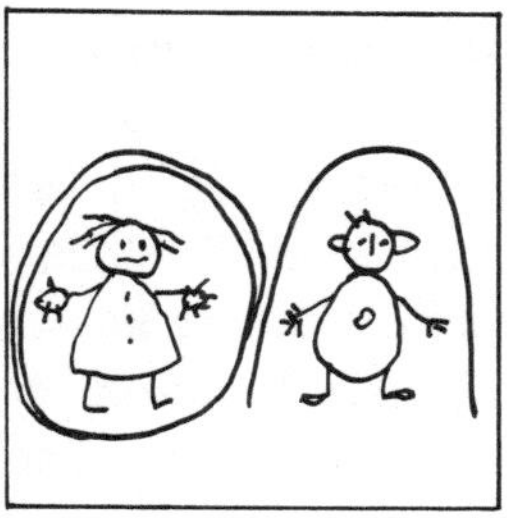
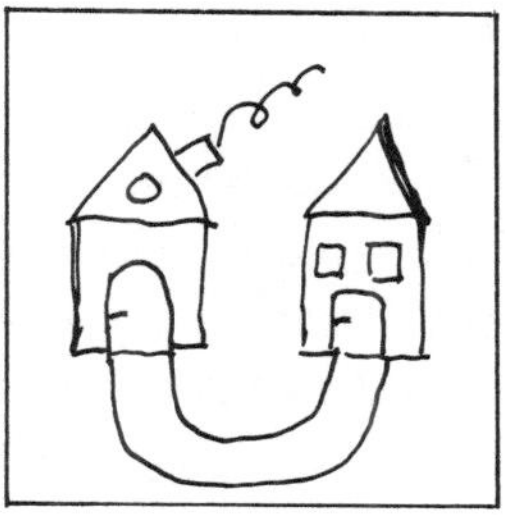
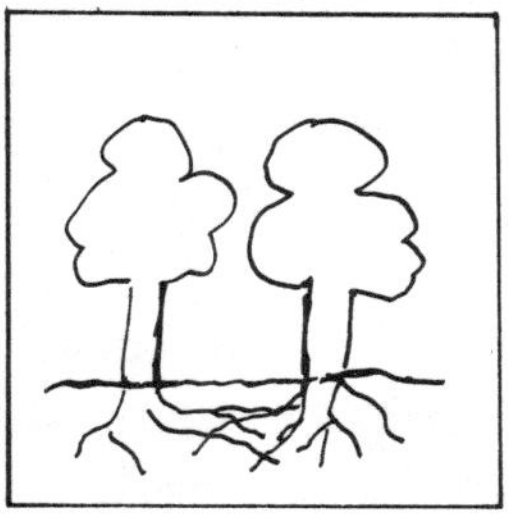
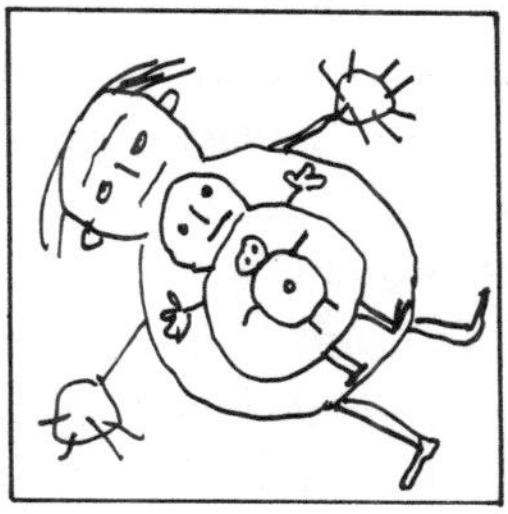

Wie die Verschachtelung als Ausdruck eines regressiv-symbiotischen Bedürfnisses angewendet werden kann, soll auch folgendes Beispiel darstellen. Ein sechsjähriges Mädchen, welches große Ablösungsprobleme hatte, sich jedesmal beim Abschied an die Mutter klammerte, sich manchmal sogar aus lauter Trennungsangst in ganz frühkindlicher Weise förmlich in die Mutter hineinwühlte, malte mehrere Bilder, bei denen sie bogenartig Formen übereinandersetzte. Einmal aber malte sie menschliche Figuren, eine immer kleiner als die andere, eine in die andere hinein (siehe Abb. 48). Sie geriet darüber geradezu in Euphorie; jedenfalls sagte sie nach jeder vollendeten Figur begeistert: »Und jetzt noch eine.«

Einige Wochen später malte sie wieder ein Bild mit einander überlagernden Bogen. Sie malte Formen, die immer kleiner wurden, in eine große Form hinein. Während dieses Vorganges sagte sie plötzlich: »Erinnerst du dich, das habe ich schon einmal gemalt!«

Diese Bemerkung erstaunte mich deshalb, weil Kinder meist unter den stark wechselnden Eindrücken von einer Woche zur anderen längst vergessen haben, was sie gemalt haben. Was da gemalt wurde, ist erledigt, bewältigt. Dieses Mädchen aber schien sehr deutlich die Kontinuität ihrer Ausdrucksinhalte zu spüren. Dieses Ereignis hat mir sehr deutlich gezeigt, wie das Kind sozusagen sich selber bei seinen Wiederholungen ertappt hat – wie ihm dadurch etwas »aufgegangen ist«. Ich sagte zu ihr: »Ja, ich sehe, du hast es gern, wenn das Kleine im Großen aufgehoben ist.«

Dieses Beispiel illustriert meiner Ansicht nach sehr gut, welche Möglichkeiten der Kompensation im kreativen Ausdruck liegen – wie hautnah die darstellende Realisierung eines Bedürfnisses einen Ersatz bietet. In diesem Fall war es das »In-der-Mutter-Sein«.

Wenn ich vom Bewußtwerden solcher Vorgänge spreche, meine ich nicht das intellektuelle Erfassen der Situation, sondern vielmehr ein unmittelbares Begreifen, welches sich durch den Prozeß der Symbolbildung, im Tun selbst, mitteilt. Ich glaube, in diesem Sinne kann Kreativität einen Selbstheilungs- oder Orientierungsprozeß der Psyche anregen – gerade weil nicht verbalisiert wird, sondern weil das Kind etwas tut und erlebt.

# Die handelnde Menschenfigur. Vierte Subphase der Individuation: Konsolidierung der Individualität und die Anfänge der emotionalen Objektkonstanz

Aus dem Wiedereintauchen in den mütterlichen Schutz, das an den Phänomenen Kreis und Bogen am deutlichsten sichtbar wird und das ich mit der Wiederannäherungsphase der frühen Kindheit in Verbindung gebracht habe, geht das Kind gestärkt hervor.

Nun tritt in den Bildern wieder vermehrt die selbständig dastehende Menschenfigur auf, eine Menschenfigur, welche durch alle möglichen Attribute, mit denen sie ausgerüstet wird, zu signalisieren versucht: Ich bin ein ganz bestimmter Mensch mit persönlichen Eigenarten und Plänen. Sonnenbrille, Handtasche oder Rucksack deuten auf Unternehmungslust hin. Ein Lasso, das über einem Cowboyhut schwingt, oder eine rauchende Pistole tun deutlich kund, daß hier einer handelt, und zwar energisch.

Diese Darstellungen unterscheiden sich von den früheren menschlichen Figuren durch vielfältigere und differenziertere Details und ganz entscheidend dadurch, daß sie handelnd in ihre Umwelt eingreifen. Sie wissen offensichtlich, wer sie sind und was sie tun wollen und können.

Diese innere Sicherheit aufgrund eines Identitätsgefühls wird auf den Bildern dieser Phase häufig noch durch das Hinzufügen des Namens unterstrichen. Für viele Kinder gehört in dieser Zeit der Name als Gestaltungsphänomen mit zum Bild. Daher ist ein »Beschriften« des Bildes im voraus auf der Rückseite oder brav am unteren Blattrand, etwa durch den Lehrer, eine einschränkende Vorwegnahme.

Immer mehr taucht das darstellende Kind in die Aktivitäten

ein, welche die Umwelt für es bereithält. Typisch für diese Zeit ist, daß es in gemeinsamer Tätigkeit mit anderen zusammen erscheint. Besondere Ereignisse wie Besuche im Zoo oder im Zirkus, Schulreisen, Gruppenspiele wie Räuber und Gendarm oder Sport spiegeln sich in den Bildern.

Das Kind hat seinen Handlungsraum, sein Wirkungsfeld jetzt in die Welt hinaus verlegt, in die Welt, zu der es teilnehmend gehört. Die Sicherheit aber, die es hierzu befähigt, hat es sich durch vorangegangene positive, seine Entwicklung unterstützende Erfahrungen erworben.

Die Weiterentwicklung des Kleinkindes im Anschluß an die Wiederannäherungsphase wird vor allem von zwei wesentlichen Merkmalen bestimmt: dem Erwerb eines weitreichenden Identitätsgefühls und der sich anbahnenden emotionalen Objektkonstanz.

Objektkonstanz ist hier im psychoanalytischen Sinn zu verstehen und nicht im Sinne Piagets, der in bezug auf das Alter von 18 bis 20 Monaten von Objektpermanenz spricht. In seinen Untersuchungen bezieht sich dieser Begriff auf unbelebte, vorübergehend besetzte physische Objekte. Das Kind weiß zum Beispiel, daß es einen Ball hat, auch wenn er nicht gerade sichtbar ist. Es ist daher in der Lage, den Ball zu suchen.

Eine Objektkonstanz, welche sich auf Personen bezieht, die der Triebbefriedigung dienen, ist viel schwieriger aufzubauen, denn das Kind muß sich während dieser Bemühungen auch den Bedingungen des anderen als eines eigenen Lebewesens anpassen lernen.

> »Die Errichtung einer affektiven (emotionalen) Objektkonstanz (Hartmann, 1952) hängt von der allmählichen Verinnerlichung einer beständigen, positiv besetzten innerlichen Mutterimago ab.«[64]

Die Objektkonstanz bedeutet in diesem Sinne mehr als die Bewahrung der Repräsentanz des abwesenden Liebesobjektes; sie beinhaltet zugleich die Vereinigung von »gutem« und »bösem« Objekt zu einer Gesamtrepräsentanz. Wenn die Objektbeziehung sich stabilisieren soll, muß das Kind in der

Lage sein, auch seine aggressiven Gefühle in diese Beziehung einzubetten. Es muß das positive Bild vom Objekt trotz aufkommender Aggressionen aufrechterhalten können, indem es durch Erfahrungen allmählich lernt, daß das Objekt, auch wenn es im Augenblick keine Triebbefriedigung leistet, dennoch nicht verlorengeht.

Der Haß auf das im Augenblick nicht zur Verfügung stehende Objekt kann durch diese Mischung aggressiver und libidinöser Triebregungen gemildert werden.

> »Hoffer (1953) stellte fest, daß die Objektkonstanz als letztes Stadium der Entwicklung einer reifen Objektbeziehung anzusehen ist. Sie hat besondere Bedeutung für das Schicksal der aggressiven feindseligen Triebe. Im Stadium der Objektkonstanz wird das Liebsobjekt nicht zurückgewiesen oder gegen ein anderes ausgetauscht, wenn es keine Befriedigung mehr gewähren kann, und in diesem Stadium wird das Objekt auch noch ersehnt und nicht einfach als unbefriedigend abgelehnt (gehaßt), weil es abwesend ist.«[65]

Dieses komplexe Geschehen, das für den Loslösungs- und Individuationsprozeß von größter Bedeutung ist, basiert vor allem auf dem Vertrauen in die Bezugsperson, das durch deren regelmäßige bedürfnisbefriedigende Zuwendung aufgebaut wurde. Schon in der symbiotischen Phase hilft diese Erfahrung das Urvertrauen aufbauen.

Im Verlauf der Subphase der Loslösung und Individuation wird die Erleichterung von Bedürfnisspannungen in zunehmendem Maß der Mutter zugeschrieben und dieses Vertrauen durch Verinnerlichung auf die innerpsychische Repräsentanz der Mutter übertragen. Das Kind erwirbt sich ein »geistiges Bild« von der Mutter, das auch während ihrer physischen Abwesenheit oder bei körperlichem und seelischem Mißbehagen relativ stabil bleibt.

Entscheidend auf diesem Weg ist aber auch, wie sich jene Funktionen entfalten, welche die Individualität vorantreiben. Die vierte Subphase der Individuation ist bezüglich des Identitätsgefühls durch die rasche Entwicklung verschiedener komplexer Funktionen gekennzeichnet, vor allem: verbale Kommunikation, Phantasie und Realitätsprüfung. Das Kind gewinnt durch seine Erfahrungen mit der Umwelt ein immer deutlicheres Bild von sich selbst, grenzt sich aufgrund dieser Erfahrungen von anderen ab – es setzt dieser Welt und ihren Forderungen etwas Eigenes entgegen. In dieser Auseinandersetzung mit der Umwelt kann sich das Kind, eben weil es bereits eine gewisse Objektkonstanz erreicht hat, von irgendwelchen Ereignissen völlig fesseln lassen. Es kann sich auf eine Sache ganz einstellen, kann sich aber zeitweilig auch ganz auf sich selbst zurückziehen und in dieser Selbstbeschäftigung zufrieden aufgehen. Dabei erwachen neue Autonomievorstellungen, für die sich das Kind einsetzen lernt, derentwegen es aber auch Frustrationen in Kauf nimmt.

All diese Errungenschaften sind noch nicht sehr stabil und bleiben lange Zeit reversibel und für Störungen anfällig. Margaret Mahler sagt in diesem Zusammenhang, für diese vierte Subphase könne eigentlich kein definitiver Endpunkt bestimmt werden.

Ganz sicher aber sind Festigung der Individualität und Objektkonstanz einander bedingende innerpsychische Prozesse. Wenn zum Beispiel ein Kind nicht genügend Objektkonstanz entwickeln konnte, wird es Schwierigkeiten haben, sich einer Peergruppe anzuschließen, um dort Erfahrungen zu machen, die wiederum seine Identität und Individualität stützen können. Andererseits kann ein Kind keine ausreichende Objektkonstanz entwickeln, wenn es nicht von der Mutter in einem frühen Stadium zur Individualität geradezu »gedrängt« wird, indem die Mutter selbst sich abgrenzt. Wenn das Kind nicht auch auf diesem Wege Loslösung erlebt, lernt es die Mutter nie als Gegenüber erkennen. Objektbeziehung aber setzt voraus, daß das Kind die Mutter als ein Gegenüber erfahren kann und umgekehrt.

Ich habe im vorangegangenen versucht, die Entwicklungslinien zu beschreiben, die ein Kind befähigen, Erfahrungen in einer Gruppe Gleichaltriger zu machen. Das Alter, in dem Kinder anfangen, sich Gleichaltrigen anzuschließen – nach Mahler etwa mit drei Jahren –, ist auch das Alter, in dem sie ins Malatelier eintreten und dort an einer freien schöpferischen Aktivität teilnehmen können. Ich habe allerdings den Eindruck, daß Loslösung und Individuation bei uns in der Schweiz etwas verzögert eintreten; die Mütter sind während der ersten Lebensjahre ihrer Kinder meist vorübergehend nicht berufstätig, sie binden die Kleinkinder entsprechend länger an sich, und so ist der Zeitpunkt für den Eintritt in Peergruppen meistens erst um das vierte Lebensjahr anzusetzen. Mit dieser Feststellung bin ich wieder am Ausgangspunkt meiner Untersuchung angelangt – beim Kind, dessen kreative Entwicklung nun ihren Anfang nimmt.

Die kreative Entwicklung unterliegt, wie bereits ausgeführt, einer zeitlichen Verzögerung von der Art, daß das drei- bis vierjährige Kind darstellend noch gar nicht auf seinen aktuellen Zustand reagieren kann; es muß sich die Fähigkeit zur schöpferischen Gestaltung seiner aktuellen Realität vielmehr erst auf einem neuen »Geburtsweg« erwerben. An den Phänomenen der Darstellung läßt sich deutlich ablesen, daß erst das sieben- bis achtjährige Kind gestaltend in vollem Umfang auf das drei- bis vierjährige Kind, das es einmal war, reagieren kann, während es zugleich seine *aktuellen* Erlebnisse in die Gestaltung einbringt. Erst kurz vor Beginn der Latenzzeit also, welche ja einen ganz neuen Entwicklungsschub einleitet, hat das Kind die Entwicklung der ersten drei bis vier Lebensjahre auch kreativ eingeholt.

Es hat die vorangegangenen Entwicklungsphasen gestaltend noch einmal durchlebt und ist nun in der Lage, in der Darstellung ganz unmittelbar auf sein Jetzt zu reagieren.

In den Bildern dieser Subphase spielt deshalb der tätige Mensch die Hauptrolle – alles, was es an Beschäftigungen gibt, ob allein oder in Gemeinschaft, wird einbezogen. Da ist man mittendrin in einem Brand und muß als Feuerwehrmann löschen, oder man befindet sich als Taucher auf dem Meeresboden, um unbekanntes Terrain zu erobern. Um alle diese Abenteuer erfolgreich zu bestehen, braucht man jedoch die Gewißheit darüber, wer man ist und wohin man gehört, die Sicherheit einer guten menschlichen Beziehung also. Ich glaube nicht, daß sich ein kleiner Taucher furchtlos ins Meer hineinbegeben könnte, wenn er nicht ganz sicher wäre, daß oben jemand auf seine Rückkehr wartet (siehe Abb. 49, 50, 51, 52).

Auch wenn die aktuellen Ereignisse und Phantasien beim gestaltenden Kind jetzt stark in den Vordergrund treten, klingt dennoch auch die phallische Phase noch einmal an, möglicherweise weil sie jetzt, auf einer neuen Stufe, wieder aktiviert wird. Jedenfalls schießt, kracht und pufft es auf den Bildern von Kindern dieser Altersstufe in allen Variationen.

Zusammenfassend ist zu sagen, daß das Kind auf dem Hintergrund der Objektkonstanz sowie einer weitreichenden Strukturierung des Ichs und damit einer relativ stabilen Identität nun fähig ist, sich in der Gemeinschaft Gleichaltriger zu bewähren. Auf den Bildern spiegelt sich dies in der unternehmungslustigen und aktiv handelnden menschlichen Figur:

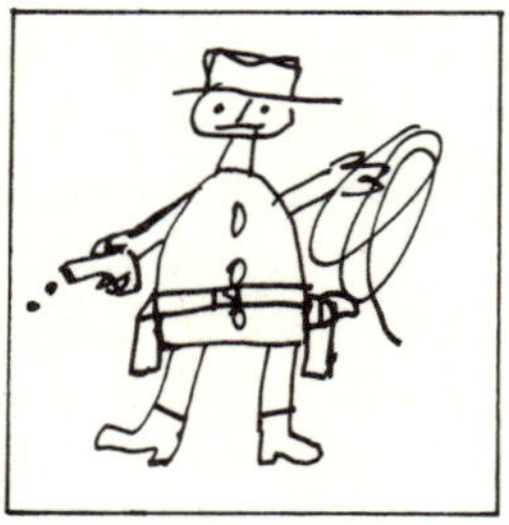

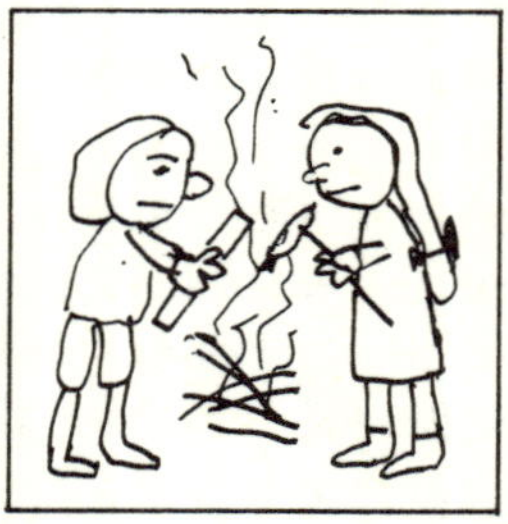

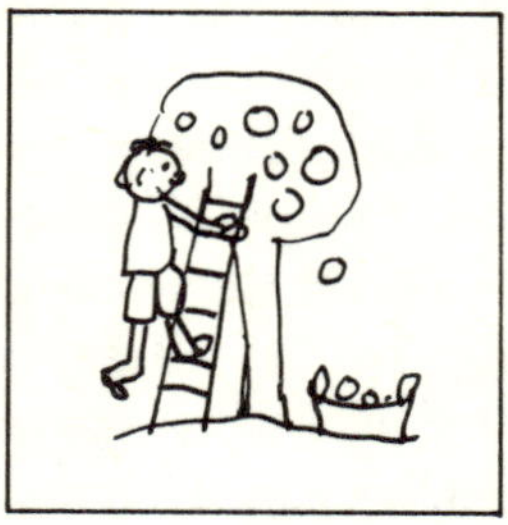

# Diskussion des Schemas der Beziehung der kreativen Entwicklung zur Theorie Margaret Mahlers

Die dem Buch am Ende beigegebene Skizze soll die Entwicklung der kindlichen Gestaltung im Vergleich mit den von Margaret Mahler erforschten Stufen der Loslösung und Individuation noch einmal in gedrängter Form deutlich machen. Meine Untersuchung des kindlichen Gestaltens deutet darauf hin, daß es einen unmittelbaren Zusammenhang zwischen den beiden in zeitlicher Verschiebung verlaufenden Entwicklungsabschnitten geben muß.

Die markante Stelle, an der sich die Zeitachse verschiebt, ist das dritte bis vierte Lebensjahr. Die senkrechte Zeitachse zeigt vom nullten Monat bis zum vollendeten dritten Lebensjahr in fünf Stufen den Verlauf des von Margaret Mahler erforschten Loslösungs- und Individuationsprozesses. In Stichworten sind einige wichtige Merkmale zu jener Entwicklungsphase aufgeführt, wie sie in diesem Zusammenhang sinnvoll erscheinen. Ich erhebe damit keineswegs den Anspruch, die Theorie Mahlers erschöpfend dargestellt zu haben. Im Hinblick auf die Kinderzeichnung geht es mir in erster Linie um eine globale Erfassung charakteristischer Merkmale.

Mahler unterscheidet die Entfaltung intrapsychischer Autonomie, welche mit Wahrnehmung, Gedächtnis, Erkennungsvermögen, Realitätsprüfung zu tun hat, vom Loslösungsprozeß, welcher Differenzierung, Distanzierung, Abgrenzung und Abwendung von der Mutter betrifft. In der Aufwärtsbewegung der Entwicklung sind diese Strebungen aber miteinander verbunden und führen schließlich als Strukturierungsvorgänge zu den verinnerlichten Selbstrepräsentanzen, die sich von den Objektpräsentanzen unterscheiden. Da es sich bei meiner

Untersuchung der kindlichen Darstellung in erster Linie um eine Erfassung der »normalen« Entwicklung handelt, werden mögliche Störungen und Disharmonien im Netz der obengenannten Strukturierungsprozesse nur angedeutet. Ich bin aber sicher, daß das diagnostisch und therapeutisch geschulte Auge auch in der kindlichen Darstellung sehr feine Hinweise auf einen möglichen pathologischen Verlauf der Loslösungs- und Individuationsprozesse entdecken kann.

In Erweiterung der Mahlerschen Forschungen ließe sich, unter Zuhilfenahme anderer Autoren wie Freud, Bornstein, Sarnoff, Erikson, die psychologische und kreative Entwicklung während der nun beginnenden Latenzzeit und der Pubertät beschreiben. Ich möchte mich aber auf das Mahlersche Modell beschränken, da ihm meiner Ansicht nach eine ganz besondere Bedeutung zukommt.

Nachdem sich das Kind um das dritte Lebensjahr herum aus der engen symbiotischen Beziehung zur Mutter herausentwikkelt und seine Defizite als physiologische Frühgeburt aufgeholt hat, ist es bis zu einem gewissen Grad fähig, sich in seiner Umwelt allein zurechtzufinden. Neben den die Entwicklung vorantreibenden Strukturierungen im intellektuellen, affektiv-emotionalen und sozialen Bereich hat das Kind in diesem Alter etwas erreicht, das man am ehesten mit dem Begriff der »Selbständigkeit« umschreiben kann. Der Augenblick der »psychischen Geburt« ist erreicht. Margaret Mahler stellt damit keinesfalls, wie einige ihrer Kritiker behaupten, die These auf, daß nun der kleine Erwachsene da wäre – nach meinem Verständnis sagt sie vielmehr, daß zu diesem Zeitpunkt die charakteristischen Modalitäten der Beziehung zu anderen Menschen quasi modellhaft einmal durchlebt und damit überhaupt erst erworben worden sind; sie können nun als Grundlage zur Weiterentwicklung dienen. Ich gehe davon aus, daß in diesem ersten intensiven Beziehungserleben die Vorbilder für alle späteren Möglichkeiten, mit anderen Menschen in Beziehung zu treten, geprägt werden. Nach meiner Auffassung kommen in allen späteren kritischen Entwicklungsphasen – etwa in der Pubertät, in der Zeit der Einübung des Zusammenlebens mit dem Partner, in der Krise der Lebensmitte – die in den ersten Lebensjahren erfahrenen Beziehungsmodalitäten in ihrer stufenspezifischen Ausprägung wieder zum Tragen. Was aber hat das mit der bildlichen Darstellung von Kindern zu tun?

Zuerst einmal: Zu dem Zeitpunkt, da die erste entscheidende Phase auf dem Weg zur Selbstfindung und damit auch zu einer reiferen Beziehungsfähigkeit zum Abschluß gebracht worden ist, entwickelt das Kind auch die Fähigkeit, schöpferisch tätig zu sein. Es entdeckt in diesem Augenblick eine Aktivität ganz für sich allein, eine Aktivität, die nur es selbst etwas angeht. Mit Hingabe und unter Ausschließung selbst der geliebtesten Personen verfolgt es in sich gekehrt die Spuren seines Malens auf dem Papier. Es schafft gleichsam einen Selbstabdruck, der ihm die Bestätigung liefert: Das habe ich ganz allein, mit meinen eigenen Mitteln, gemacht.

Das Kind leitet zu diesem Zeitpunkt aktiv jenen Prozeß noch einmal ein, den es zuvor, auf anderer Stufe, erfahren hat. Jetzt bildet es selbst, formt, gestaltet. Ich glaube, daß das Kind von diesem Augenblick an in stärkerem Maße als zuvor selbst dazu beiträgt, seine Persönlichkeit auszubilden. Nach allem, was ich bisher ausgeführt habe, ist eines sicher deutlich geworden: In seinen bildlichen Gestaltungen bringt das Kind etwas von sich selbst zum Ausdruck. Indem es malt und gestaltet, formt es sich selbst. Aus diesem Grund kommt der Kinderzeichnung so große Bedeutung zu, aus diesem Grund ist es so wichtig, daß Kinder schöpferisch sein dürfen.

In den folgenden Jahren durchläuft das Kind all jene Entwicklungsphasen, durch die die ersten drei bis vier Lebensjahre geprägt waren, noch einmal – bis es dort ankommt, wo es schon einmal war: Es hat sich seine Entwicklung gestaltend angeeignet. Die Nahtstelle auf der Zeitachse kennzeichnet jene Wende, an der das Kind seine Entwicklung zum zweitenmal, auf einer anderen Ebene, durchläuft. Was es zuvor in der Beziehung zur Mutter oder einer anderen nahen Bezugsperson erworben hat, erschafft es nun gestaltend aufs neue.

Nach den Erkenntnissen der Neurologie ist erst mit dem achten Lebensjahr – also zu dem Zeitpunkt, da die dargestellte Entwicklung zum zweitenmal abgeschlossen ist – das menschliche Gehirn so weit entwickelt, daß wir nicht mehr von einem »außermütterlichen Embryo« (Hugo Kückelhaus) sprechen müssen. Das würde bedeuten, daß das Kind erst jetzt, auch im geistigen Sinne, wirklich abgenabelt ist und in sein eigenes Leben entlassen werden kann.

Ich glaube, an unserem Schema ist deutlich geworden, wie eng wirkliche Kreativität an psychophysiologische Bedingungen gebunden ist, wie unumgänglich es deshalb ist, den Menschen als Ganzheit zu verstehen.

Wenn ich das Konzept der Loslösung und Individuation von Margaret Mahler ein Beziehungskonzept genannt habe, so möchte ich das darauf aufbauende Schema der kognitiven und gestalterischen Entwicklung ein Konzept des Selbst nennen, da dieses sich durch die Entwicklung der schöpferischen Gestaltungsfähigkeit verwirklicht.

# Rückgriffe im Dienste des Ichs

Nach all den Leistungen, welche das Kind bis zum achten Lebensjahr vollbracht hat, ist es aber keineswegs so, daß es sich nun auf dem Erworbenen ausruhen könnte. Vielmehr hat es einen vorübergehenden Ruhezustand erreicht, der bereits wieder eine neue Wende ankündigt: Das Kind bereitet sich während der Latenzzeit auf die stürmisch bewegte Entwicklungsphase der Pubertät vor. Wie wichtig es ist, daß das Kind bis dahin eine gewisse Festigung seiner Persönlichkeit und vor allem auch eine gute Beziehungsfähigkeit erworben hat, wird mit einem Blick auf die vielfältigen Störungen während Pubertät und Adoleszenz deutlich.

Ich möchte behaupten, daß ein Kind, das fähig ist, sich schöpferisch auszudrücken, den Stürmen der Pubertät sehr viel besser gewachsen ist als ein Kind, das diese Möglichkeit nicht hat. Im Grunde erlebt der junge Mensch während der Pubertät etwas, das mit seiner frühen Entwicklung vergleichbar ist: Er erlebt einen Wachstumsschub, der von einem gewaltigen Triebschub begleitet ist, und er befindet sich damit wiederum in einer Situation, in der er *schon* etwas ist, das er zugleich *noch* nicht ganz sein kann. Körperlich ist der junge Mensch plötzlich erwachsen geworden, hat aber seelisch und geistig noch längst nicht die Reife erreicht, mit diesem Erwachsensein auch sinnvoll umgehen zu können. Daher erklären sich die ungeheuren Spannungen und Schwankungen in dieser Phase.

Wenn ein Kind gelernt hat, sich gestaltend auf seine inneren Strebungen einzulassen, hat es auch erfahren, wie schöpferischer Selbstausdruck ihm helfen kann, sein inneres Gleichgewicht zu erlangen oder zu bewahren. Ein schöpferischer Mensch hat bessere Möglichkeiten, innere Bedürfnisse aufzuspüren und gestaltend zu bewältigen als ein Mensch, der niemals gelernt hat, nach innen zu schauen.

Diese »Anpassung nach innen« hilft dem Individuum, sich

selbst zu finden und sich zu orientieren. Mit der Anpassung nach innen geht jedoch eine für die Entwicklung unerläßliche Erfahrung einher: die Regression. Wie ich weiter oben dargelegt habe, greift das kleine Kind immer wieder auf frühere Stufen seiner Entwicklung zurück, es verweilt so lange beim Vergangenen, bis es die Kraft in sich spürt, einen Schritt weiter in seiner Entwicklung zu gehen. »Regression« in diesem Sinne ist natürlich nichts Pathologisches, denn das Kind – wie auch der schöpferische Mensch – versuchen ja nicht, sich auf einer früheren Stufe einzunisten, um den Anforderungen des Jetzt aus dem Wege zu gehen. Der schöpferische Mensch überläßt sich vielmehr den Regungen seines Innenlebens, weil er mit ihnen umzugehen gewohnt ist. Ich ersetze deshalb den Begriff der Regression im Zusammenhang mit der schöpferischen Gestaltungsfähigkeit durch die Bezeichnung »Rückgriff«.*

Was ich im Zusammenhang mit dem freien Malen »Regression« nennen möchte, ist etwas ganz anderes: Es handelt sich dabei um die besondere innere Einstellung, mit der ich mich der Aktivität des freien Malens überlasse. Ich regrediere dabei in gewisser Weise auf eine kindliche Spielbereitschaft und gebe mich selbstvergessen einer Aktivität hin, die mich weit von der Vernunft und der alltäglichen Sorge wegführt.

Diese Form der Regression spielt auch in der *Maltherapie* eine große Rolle. Die erste wichtige Aufgabe des Leiters eines Malateliers wie auch des Maltherapeuten besteht darin, den Malenden bzw. den Patienten zunächst einmal zu dieser Art von Regression zu motivieren, ihn dahin zu bringen, daß er für eine gewisse Zeit seine intellektuelle Kontrolle aufgibt, um dann in die Seinsweise eines spielenden Kindes einzutauchen. Dazu gehört das kindhafte Vertrauen in das Beschützt- und Gehaltenwerden während des Malprozesses, der ihn ja völlig von der Außenwelt abzieht.

---

* Ich beziehe mich dabei auf Paul Janssen, der in einem Artikel in der Zeitschrift *Psyche* 6/82 im Zusammenhang mit der Maltherapie den von Kris (1952, 1970) ergänzten Ausdruck der »Regression im Dienste des Ichs« zitiert.

Das Malen selbst dagegen hat mit Regression nichts zu tun. Es wird mit tiefem Ernst und meditativer Disziplin verfolgt. Es ist also recht »ichnah«. Es erlaubt aber – und lehrt – Rückgriffe im Dienste des Ichs. Der Malende schöpft aus der ihm zur Verfügung stehenden Gestaltsprache, die, wie wir gesehen haben, in sehr frühen Erfahrungen verankert ist. Und er stellt Konflikte aus dem Unbewußten symbolisch dar. Dabei kann ihm die intensive Beschäftigung mit dem eigenen Selbst, wie sie auch in verschiedenen nonverbalen Therapieformen angeboten wird, durchaus helfen. Das Malen wäre dann eine Reaktion auf die Herausforderung, die die Konfrontation mit dem eigenen Unbewußten bedeutet.

Die durch das Malen herbeigeführte Begegnung mit sich selbst begünstigt jedoch in stärkerem Maße als die meisten Therapieformen den Handlungsaspekt. Beim Malen ist das Individuum in schöpferischer Weise aktiv, wodurch seine strukturierenden und aufbauenden Fähigkeiten eo ipso gefordert werden. Die Gefahr einer Überschwemmung durch bedrohliche Inhalte aus dem Unbewußten ist gemildert, weil das Malen selbst stets vom ordnenden Bewußtsein begleitet ist.

> »Zuletzt haben Müller-Braunschweig und Mohlen (1980) die Bedeutung der nonverbalen Verfahren bei der stationären psychotherapeutischen Behandlung einer Patientin mit psychogenem Anfallsleiden herausgestellt. Sie meinen, daß in der Gestaltungstherapie die verdrängten, als gefährlich erlebten Impulse probehandelnd in ein optisches Bild umgesetzt werden. ›Die Ordnung des Bildes und die Rückmeldung des fertigen Produktes‹ erleichtern es dem Ich, diese gefährlichen Impulse zu kontrollieren und sie auch zu reintegrieren. Zeichnen wie auch andere nonverbale Therapieformen böten ›ichgerechtere und kanalisierte Formen des Ausdrucks‹ an, mit denen die durch direkte Konfrontation auftretenden Ängste und Spannungen gemindert werden können.«[66]

Warum soll dies nicht für alle Menschen gelten? Auch die »normale« Psyche hat es mit gefährlichen Impulsen zu tun. Regelmäßige schöpferische Übungen bieten die beste Möglichkeit, solche Impulse zu verarbeiten.

Wenn zum Beispiel ein Jugendlicher bereit ist, sich auf das Malen im Atelier einzulassen, kann er mit Hilfe von Rückgriffen höchst sensibel auf seinen Jetztzustand reagieren, der ja viele Modalitäten seiner frühkindlichen Entwicklung reaktiviert. Er kann sich zum Beispiel beim Malen von Tastkugeln, einem Motiv, das im Zusammenhang mit dem Wiedererleben von Aspekten aus der Differenzierungsphase in seinen Bildern Gestalt annimmt, als äußerst empfindsames und tastendes Wesen erleben; oder es dringen Elemente aus der Übungsphase in seine Bilder ein, die etwa dem protzigen Trotz seiner Pubertätskrise Ausdruck verleihen können. Der Jugendliche erfährt auf diese Weise eine Stärkung seiner Identität; seine Rückgriffe bedeuten das Aufnehmen früherer Erlebensmodalitäten ins Jetzt, an denen der Jugendliche Halt finden und zugleich Neues einüben kann.

Die Bedeutung des freien Malens gründet gerade in der Fähigkeit, wichtige frühere Erfahrungen sich verfügbar machen zu können. René Spitz weist darauf hin, wie wertvoll die Antennen nach innen sind, bis hinein in die Bereiche des tiefensensiblen coenästhetischen Fühlens. Bei Blanck und Blanck heißt es dazu:

> »Erwachsene, die Überreste dieser Rezeptionsform bewahrt haben, sind gewöhnlich begabt. Bei den meisten Erwachsenen verkümmert jedoch die coenästhetische Rezeption; statt dessen reagieren sie mittels lokalisierter getrennter Sinnesorgane auf semantische Symbole.«[67]

# Freies Malen und Symbolbilden

Die Bedeutung der Kreativität wird in vollem Umfang erst deutlich, sobald ich die während des Entwicklungsprozesses auftauchenden Bilder als Symbole betrachte. Eine Form wird zum Symbol, wenn sie Träger einer Bedeutung ist, die weit über den Gegenstand selbst hinausweist. Ein Gegenstand ist nicht mehr allein er selbst, er wird im Sinne einer Analogie mit Bedeutungsgehalt besetzt. Eines wird durch ein anderes ausgedrückt.

Die miteinander verflochtenen Wurzeln zweier Bäume sind dann mehr als nur dies – sie stehen symbolisch für die herbeigewünschte Verbindung zwischen Kind und Mutter. Ein Symbol ist Ausdruck einer inneren Triebkraft, welche sich in einer äußeren Erscheinung manifestiert.

C. G. Jung findet im Bild jenen symbolischen Bedeutungsgehalt ausgedrückt, der durch andere Mittel gar nicht zu fassen ist.

> »Das Symbol umfaßt nicht und erklärt nicht, sondern weist über sich selbst hinaus auf einen noch jenseitigen, unerfaßlichen, dunkel geahnten Sinn, der in keinem Worte unserer derzeitigen Sprache sich genügend ausdrücken könnte.«[68]

Seit ich mich mit der kindlichen Darstellung befasse, begleitet mich die Frage nach der Herkunft der symbolischen Phänomene. Woher nimmt das Kind die Sicherheit und die Unmittelbarkeit ihrer Ausgestaltung?

Wie ich im vorangegangenen schon ausgeführt habe, stammen die Motivationen zu den verschiedenen Formausprägungen aus den frühen Lebensbedingungen. Ich gehe davon aus, daß die kindlichen Formphänomene frühe Symbolbildungen sind, und glaube, daß sie die intensive Teilnahme des Betrachters anregen, weil dessen eigenes Erleben dadurch aktiviert wird oder weil er ähnliche Erfahrungen einbringen kann. Goethe weist in einem Gespräch mit Eckermann auf diesen Umstand hin, wenn er sagt:

> »Hätte ich nicht die Welt durch Antizipation bereits in mir getragen, ich wäre mit sehenden Augen blind geblieben, und alle Erforschung und Erfahrung wäre nichts gewesen als ein ganz totes und vergebliches Bemühen. Das Licht ist da, und die Farben umgeben uns; allein trügen wir kein Licht und keine Farben im eigenen Auge, so würden wir auch außer uns dergleichen nicht wahrnehmen.«[69]

Symbole sind demnach auch die äußeren Gegenbilder zu dem, was wir im eigenen Inneren tragen. Was nun die inneren Bilder betrifft, so gehören sie zum Teil sicher zum kollektiven Erbe des Menschen, zum Teil aber müssen sie, entwicklungspsychologisch gesehen, auch aufgebaut und erworben worden sein. Symbolbilden hat auch etwas mit Verinnerlichen von Erfahrungen zu tun, und diesem Verinnerlichungsprozeß muß im Verlauf der Entwicklung Raum gegeben werden. Ich glaube, die Fähigkeit zur Symbolbildung hängt davon ab, in welchem Maße das Kind in jeder Entwicklungsphase es selbst sein kann. Nur wenn das Kind die Möglichkeit gehabt hat, mit seinen Wünschen und Gefühlen in Kontakt zu bleiben, kann es so etwas wie ein »Innenleben« aufbauen. Diese Entwicklung beginnt mit dem Augenblick seiner Geburt. Je besser eine empathisch sich um das Kind kümmernde Person seine Bedürfnisse einzuschätzen vermag, desto eher wird es ein Selbstgefühl, ein inneres Leben, entwickeln können. Dazu gehört auch, daß das Kind sich immer wieder narzißtisch auf sich selbst zurückziehen kann. Schon in ganz früher Zeit bewahrt die Mutter das Kind vor Reizüberflutung, indem sie es beschützt und abschirmt, und nur ein so beschütztes Kind kann sich ohne Streß und ohne panische Angst um sein Leben einer zufriedenen Beschäftigung mit sich selbst hingeben, mit deren Hilfe es seine Entwicklung vorantreibt.

In den ersten Lebensmonaten des Kindes kann man beobachten, wie notwendig es für das Kind ist, mit dem eigenen Körper zu spielen. Es ist zum Beispiel ganz ins Spiel mit den eigenen Füßchen versunken. Nicht zuletzt bereitet es sie dadurch auf ihre Funktion, das Stehen und Gehen vor. Der narzißtische Rückzug im Sinne einer intensiven Beschäftigung mit sich selbst ist auch im späteren Lebensalter immer wieder Ausgangspunkt für einen neuen Entwicklungsschritt. Auch wir Erwachsenen brauchen es gelegentlich, uns zurückzuziehen, um wieder klare Gedanken fassen und uns, abseits vom alltäglichen Streß, wieder selbst begegnen zu können.

Winnicott (1965) hat darauf hingewiesen, wie schädigend zu großer Streß, vor allem in der symbiotischen Phase, sich auf das Kind auswirkt. Er ist der Meinung, daß zu große Frustration die Entwicklung eines »falschen Selbst« begünstige. Das Kind hat dann nicht in ausreichendem Maße die Möglichkeit, bei sich selbst zu sein, es kommt von seinem Weg ab, indem es frühzeitig eine Art Selbstbemutterungsverhalten entwickelt und in ein autoerotisches mechanisches Trostverhalten sich selbst gegenüber verfällt.

Es ist in einem solchen Falle auch nicht fähig, angemessene Objektrepräsentanzen zu bilden. Es kann, wenn es zu wenig Mutter erlebt, nicht das Bild der guten Mutter in sich aufbauen und damit einen Schritt in Richtung Symbolbildung tun. Eine markante Station auf dem Weg zur Symbolbildung, nämlich die Aneignung des Übergangsobjektes, wird dann nicht erreicht. Das Fehlen einer hinreichend guten Mutter verhindert eine angemessene psychische Strukturierung; das Kind kann nicht lernen, was zur Symbolbildung so wichtig ist: die Fähigkeit, eins im anderen zu sehen, konkret gesprochen: in einem weichen Stofftier ein Stück Mutter.

Die Phänomene der kindlichen bildlichen Gestaltung sind als Symbolbildungen zu verstehen. Ich habe sie als archetypische Symbole verstehen gelernt, denn sie gleichen einander bei allen Kindern derselben Altersstufe in erstaunlichem Maße. Denken wir noch einmal zurück an die Form des Bogens, der vor allem das kindliche Schutzbedürfnis zum Ausdruck bringt. Er kann als Tiger, der sich über seinem Jungen wölbt, auftreten, als Torbogen oder als weit zu beiden Seiten herabgezogener Haarschmuck. Die Art und Weise, wie der Bogen zur Darstellung kommt, hat mit den Lebensumständen des einzelnen Kindes zu tun – der Bogen als solcher verweist darüber hinaus und gibt Kunde von einer seelischen Grundbefindlichkeit des Menschen. Alle beobachteten bildlichen Phänomene, die das Kind auf dem Wege der Individuation zum Ausdruck bringt, sind solche Urformen. Sie repräsentieren Erfahrungen oder Befindlichkeiten, die das Kind körperlich erlebt hat. Sie sind Ausdruck seiner seelisch-geistigen Teilnahme an diesen Erfahrungen, sie geben Auskunft über ihr Nachwirken in der Erinnerung, über ihr Nachschwingen, ihr Nacherleben. Arno Stern nennt den Bereich, aus dem der Malende seine Bilder schöpft, die »mémoire organique« (siehe auch S. 86), ein schon vorgeburtlich wirkendes Gedächtnis, das die Prozesse der organischen Entwicklung aufzeichnet: das Vibrieren der Zellen, das Teilen, Furchen, Trennen, Einkreisen, Rollen – Bewegungen, die allesamt zum Aufbau des Organismus führen; das embryonale Leben, die Teilhabe an den Bewegungen des mütterlichen Körpers, später das allmähliche Bewußtwerden der Funktionen der Gliedmaßen, die fortschreitende psychophysische Differenzierung und die Orientierung in der Umwelt, das Bewußtsein einer eigenen Mitte, das Gefühl des Tätigseins und schließlich das Wiederaufsuchen einer mütterlichen Hülle bei Gefahr und Bedrohung. All dies spiegelt sich in den Darstellungen. Es scheint mir wichtig, den Prozeß der Symbolbildung um diesen biologischen Aspekt zu erweitern. Die Fähigkeit zur Symbolbildung hängt sicher in hohem Maße davon ab, ob und in welchem Maße das Kind die Möglichkeit hat, auf all diese Körperempfindungen zu reagieren.

Jung ist der Meinung, die archetypischen Bilder – also die Symbole des kollektiven Unbewußten – seien in der Psyche präexistent; er beschreibt sie als Bilder, deren Bedeutungskern invariabel ist. In seiner Erscheinungsform jedoch paßt sich das archetypische Bild den individuellen Erlebensbedingungen an. In der Sprache des Malateliers könnte man sagen: Die Grundform bzw. die formale Grundstruktur eines Bildes ist archetypisch – die Geschichte, die es erzählt, ist die des Malenden.

Präexistent sind diese Bilder in ihrem Bedeutungskern auch aufgrund der psychophysischen Urerfahrungen, wie ich sie entlang den einzelnen Entwicklungsstufen zu beschreiben versuchte. Erinnern wir uns ein letztes Mal an das spiralige Kritzeln eines drei- bis vierjährigen Kindes und setzen wir es in Beziehung zu den Bewegungen des Rotierens, des Drehens und Strudelns, die damit zum Ausdruck gebracht werden, dann wird deutlich, wie stark diese Manifestationen, im Sinne einer kosmischen Urbewegung verstanden, auch und vor allem im Erleben des Kindes verankert sind. Die Strahlenfigur symbolisiert die Modalität des Austastens, des sensiblen Raumgreifens, des Sendens und Aufnehmens. Woher sollte es uns möglich sein, etwas als strahlend zu empfinden – etwa ein Lächeln –, wenn wir mit der Modalität des Strahlens nicht ganz urtümlich vertraut wären?

In diesem Buch war vorwiegend von Kindern die Rede. Eine freie schöpferische Aktivität wie das Malen stellt aber auch und gerade für Erwachsene eine einzigartige Möglichkeit dar, ihre Fähigkeit zur Symbolbildung wiederzuentdecken; nicht als Therapie, sondern als eine Leben fördernde Aktivität.

Jung, der in der Fähigkeit zur Symbolbildung die Voraussetzung für eine Umsetzung von Libido in Kulturleistung sieht, stellt fest, daß eine diesbezügliche Erziehung lediglich die Jugend im Auge habe. Er mahnt, man denke nicht »an die Erziehung des erwachsenen Menschen, von dem – man weiß nicht mit welchem Recht – immer vorausgesetzt wird, er habe keine Erziehung mehr nötig.«[70]

In diesem Sinne könnte die Arbeit im Malatelier durchaus auch als ein Beitrag zur Erziehung des erwachsenen Menschen verstanden werden. Welche Möglichkeiten im einzelnen sich daraus ergeben, dies könnte den Inhalt einer späteren Untersuchung bilden.

# Quellenangaben


[1] Matussek, Paul (1974): Kreativität als Chance. München (Piper), S. 12.
[2] Landau, Erika (1971): Psychologie der Kreativität. München (Ernst Reinhard Verlag), S. 5.
[3] Matussek, Paul (1974): Kreativität als Chance, a. a. O., S. 12.
[4] Landau, Erika (1971): Psychologie der Kreativität, a. a. O., S. 86.
[5] Matussek, Paul (1974): Kreativität als Chance, a. a. O., S. 12.
[6] Dubuffet, Jean: Katalog der Collection de l'art brut. Lausanne.
[7] Kast, Verena (1974): Kreativität in der Psychologie von C. G. Jung. Diss., Zürich, S. 63.
[8] Jung, Carl Gustav (1931): Seelenprobleme der Gegenwart. Zürich (Rascher), 1969, S. 43.
[9] Kast, Verena (1974): Kreativität in der Psychologie von C. G. Jung, a. a. O., S. 53.
[10] Piaget, Jean (1980): Theorien und Methoden der modernen Erziehung. Frankfurt/Main (Fischer), S. 156.
[11] Arnheim, Rudolf (1977): Zur Psychologie der Kunst. Köln (Kiepenheuer & Witsch), S. 163.
[12] Arnheim, Rudolf (1975): Bemerkungen zum Schöpferischen. In: Alfred Bader (Hrsg.): Geisteskrankheit, bildnerischer Ausdruck und Kunst. Bern/Stuttgart/Wien (Huber), S. 61.
[13] Jacobi, Jolande (1969): Vom Bilderreich der Seele. Olten (Walter), S. 43.
[14] Stern, Arno (1973): L'expression. Neuchâtel (Delachaux & Niestlé), S. 13.
[15] ebd., S. 82.
[16] Mühle, Günther (1975): Entwicklungspsychologie des zeichnerischen Gestaltens. Berlin (Springer), S. 146.
[17] Piaget, Jean (1974): Biologie und Erkenntnis. Frankfurt (Fischer), S. 25.
[18] Seiler, Th. Bernhard (1979): Genetische Kognitionstheorie. Persönlichkeit und Therapie. In: Nicolas Hoffmann (Hrsg.): Grundlagen kognitiver Therapie. Bern/Stuttgart/Wien (Huber), S. 32.
[19] Grözinger, Wolfgang (1970): Kinder kritzeln, zeichnen, malen. München (Prestel), S. 20.
[20] Jung, Carl Gustav (1971): Die Beziehungen zwischen dem Ich und dem Unbewußten. Olten (Walter), S. 69.
[21] Keller, Gottfried (1854/55): Der grüne Heinrich. Zürich (Diogenes) 1978, S. 242.
[22] Stern, Arno (1973): L'expression, a. a. O., S. 32.
[23] Jung, Carl Gustav (1971): Über psychische Energetik und das Wesen der Träume. Olten (Walter), S. 60.

[24] Jacobi, Jolande (1977): Die Psychologie C. G. Jungs. Frankfurt/Main (Fischer), S. 52.

[25] Luquet, G. H. (1967): Le Dessin Enfantin. Neuchâtel (Delachaux & Niestlé), S. 128.

[26] Busch, Wilhelm (1865 f.): Sämtliche Bildergeschichten. Hamburg (Rütten & Loening), 1961, S. 449.

[27] Stern, Arno (1973): L'expression, a. a. O., S. 68.

[28] Metzger, Wolfgang (1949): Die Grundlagen der Erziehung zur schöpferischen Freiheit. Frankfurt/Main (Waldemar Kramer), S. 14.

[29] ebd., S. 14.

[30] ebd., S. 33.

[31] Stern, Arno (1970): Initiation à l'éducation créatrice. Montreal (Education Nouvelle).

[32] Metzger, Wolfgang (1949): Die Grundlagen der Erziehung zur schöpferischen Freiheit, a. a. O., S. 27.

[33] ebd., S. 40.

[34] ebd., S. 43.

[35] Stern, Arno (1970): Initiation à l'éducation créatrice, a. a. O., S. 58.

[36] Stern, Arno (1973): L'expression. a. a. O., S. 26.

[37] Picasso, Pablo (1954): Wort und Bekenntnis. Zürich (Arche), S. 29.

[38] Widlöcher, Daniel (1974): Was die Kindererziehung verrät. München (Kindler), S. 34.

[39] Zit. nach Mühle, Günther (1975): Entwicklungspsychologie des zeichnerischen Gestaltens, a. a. O., S. 11.

[40] Mahler, Margaret, Pine, Fred, Bermann Anni (1975): Die psychische Geburt des Menschen. Frankfurt/Main (Fischer), 1980, S. 26.

[41] ebd., S. 143.

[42] ebd., S. 146.

[43] Kellogg, Rhoda (1970): Analysing children's art. Palo Alto (Mayfield Publishing Company).

[44] Blechschmidt, Erich (1976): Wie beginnt das menschliche Leben. Stein am Rhein (Christiana Verlag), S. 154.

[45] Mahler, Margaret, Pine, Fred, Bergmann, Anni (1980): Die psychische Geburt des Menschen, a. a. O., S. 28.

[46] Spitz, René (1965): Vom Säugling zum Kleinkind. Stuttgart (Klett-Cotta), 8. Aufl. 1985, S. 62.

[47] ebd., S. 63.

[48] ebd., S. 64.

[49] Stern, Arno (1978): Antonin et la mémoire organique. Neuchâtel (Delachaux & Niestlé), S. 252.

[50] Stern, Arno (1966): Une grammaire de l'art enfantin. Neuchâtel (Delachaux & Niestlé), S. 11.

[51] Grözinger, Wolfgang (1970): Kinder kritzeln, zeichnen, malen, a. a. O., S. 77.

[52] Spitz, René (1985): Vom Säugling zum Kleinkind, a. a. O., S. 59.

[53] Stern, Arno (1973): L'expression, a. a. O., S. 88.

[54] Hartmann, H. (1958): Ich-Psychologie und Anpassungsproblem. Stuttgart (Klett), 3. Aufl. 1975, S. 108.

[55] Zit. bei Mahler, M., Pine, F., Bergmann, A. (1980): Die psychische Geburt des Menschen, a. a. O., S. 66.

[56] ebd., S. 72.

[57] ebd., S. 74.

[58] Castaneda, Carlos (1978): Eine andere Wirklichkeit. Frankfurt/Main (Fischer), S. 23.

[59] Mahler, Margaret, Pine, Fred, Bergmann, Anni (1980): Die psychische Geburt des Menschen, a. a. O., S. 87.

[60] ebd., S. 94.

[61] Mahler, Margaret, Pine, Fred, Bergmann, Anni (1980): Die psychische Geburt des Menschen, a. a. O., S. 94.

[62] Piaget, Jean (1980): Das Weltbild des Kindes. Berlin (Ullstein).

[63] Mahler, Margaret, Pine, Fred, Bergmann, Anni (1980): Die psychische Geburt des Menschen, a. a. O., S. 284.

[64] ebd., S. 142.

[65] ebd., S. 143.

[66] Janssen, Paul (1982): Mal- und Musiktherapie psychoanalytisch gesehen. In: *Psyche*, 7/82.

[67] Blanck, Gertrud, und Blanck, Rubin (1974): Angewandte Ich-Psychologie. Stuttgart (Klett-Cotta), 3. Aufl. 1985, S. 60.

[68] Jung, Carl Gustav (1969): Seelenprobleme der Gegenwart. Zürich (Rascher), S. 397.

[69] Goethe, Johann Wolfgang (1824): Gespräche mit J. P. Eckermann. Frankfurt/Main (Insel) 1980.

[70] Jung, Carl Gustav (1971): Über psychische Energetik und das Wesen der Träume, a. a. O., S. 75.

# Über Arno Stern

Arno Stern ist Pädagoge. Das Atelier, das er für die Aktivität des freien Ausdrucks zur Verfügung stellt, ist seine Erfindung. Er gründete es in den frühen fünfziger Jahren in Paris und schuf etwas später mit dem »Centre d'éducation créatrice« eine Ausbildungsstätte, an der er seine Erfahrung weitergibt. Heute gibt es in Europa, vor allem in der Schweiz, mehrere solcher Malateliers.

In einem Kreis von der Pädagogik und der »Verschulung« gegenüber sehr kritisch eingestellten Diskussionspartnern, unter denen sich damals die Psychoanalytikerin Marthe Bernson und die Museumskonservatoren Jacques Depouilly (Musée de Soissons) und Jean Casson (Musée National d'Art Moderne) befanden, formulierte Stern seine Ideen für eine freie kreative Aktivität. Nicht Kunstverständnis soll im Sinne einer Kunstpädagogik vermittelt werden, wie wir sie etwa in unseren Volksschulen und höheren Lehranstalten kennen, sondern Kreativität soll geübt werden, in einer freien, die Persönlichkeit bildenden Weise. »Former le caractère« ist das Ziel, wie Stern sagt.

Gegenüber der Psychologie hat sich Stern immer reserviert verhalten. Psychologischen Methoden, die das Kind zum Forschungsobjekt machen, begegnet er mit großem Mißtrauen. Er erlebte, wie damals, in den fünfziger Jahren, das Interesse an der Kinderzeichnung einen geradezu inflationären Aufschwung nahm. Zahlreiche psychodiagnostische Verfahren wurden entwickelt, der Wert des kreativen Ausdrucks wurde fast ausschließlich nach seiner Ausdeutbarkeit bemessen. Man zog den Kindern zu diesem Zweck die Bilder förmlich unter den Händen weg.

Ein hoher ethischer Anspruch, die Achtung vor dem Kind und die Achtung vor der Eigenart seines Gestaltens, verbunden mit dem Wunsch, die Intimität des kindlichen Erlebens während des schöpferischen Prozesses zu schützen, führten Stern zu einer rigiden Ablehnung aller öffentlichen Diskussionen über die Inhalte von Kinderbildern. Er versteht das Atelier als Schutz- und Entfaltungsraum für die einem jeden Menschen innewohnende Fähigkeit zur Kreativität.

Die Arbeit Arno Sterns ist auch durch die Besonderheiten der Nachkriegszeit geprägt. Für ihn ist die Förderung der Kreativität, die er immer als eine den ganzen Menschen erfassende Fähigkeit versteht, geradezu notwendig zum Überleben. Er steht darin dem Gestaltpsychologen Wolfgang Metzger nahe, der in seinem Buch *Die Grundlagen der Erziehung zur schöpferischen Freiheit* in ähnlicher Weise die Überzeugung zum Ausdruck bringt, daß nur wer frei und kreativ entscheidet, wer zu Spontaneität und eigener Initiative fähig ist, seinen Weg finden kann.

# Kontaktadressen

Schweiz:

| | |
|---|---|
| Zürich | Verena Lunin, CH-8053 Zürich, Eschenhaustr. 42 |
| Männedorf | Ruth Hanhart, CH-8708 Männedorf, Asylstr. 36 |
| Basel | Beatrice Zschokke, CH-4056 Basel, Glaserbergstr. 9 |
| Solothurn | Silvia Stricker, CH-4500 Solothurn, Marktplatz 1 |
| St. Gallen | Silvia Brunner, CH-7012 St. Gallen, Neststr. 12 |
| Brugg | Elsbeth Fröhlich, CH-5200 Brugg, Basler Str. 19 |
| Stein am Rhein | Gisela Weber, CH-8260 Stein am Rhein, Fronhof |

Bundesrepublik Deutschland:

| | |
|---|---|
| Stuttgart | Barbara Czerny, D-7000 Stuttgart 1, Libanonstr. 6 |
| Göppingen | Lore Grabert-Kodera, D-7320 Göppingen, Christophstraße 33/2 |

# Literaturverzeichnis


Arnheim, R. (1977): Zur Psychologie der Kunst (Kiepenheuer & Witsch).

Arnheim, R. (1975): Bemerkungen zum Schöpferischen. In: Alfred Bader (Hrsg.): Geisteskrankheit, bildnerischer Ausdruck und Kunst. Bern/Stuttgart/Wien (Hans Huber).

Bernson, M. (1975): Du Gribouillis au Dessin. Neuchâtel (Delachaux Niestlé).

Blanck G., und Blanck, R. (1974): Angewandte Ich-Psychologie. Stuttgart (Klett-Cotta), 3. Aufl. 1985.

Blechschmidt, E. (1976): Wie beginnt das menschliche Leben. Stein a. R. (Christiana Verlag).

Blos, P. (1962): Adoleszenz. Eine psychoanalytische Interpretation. Stuttgart (Klett-Cotta), 3. Aufl. 1983.

Castaneda, C. (1978): Eine andere Wirklichkeit. Frankfurt/M. (Fischer).

Depouilly, J. (1972): Culture et Expression. Neuchâtel (Delachaux Niestlé).

Depouilly, J. (1964): Enfants et Primitifs. Neuchâtel (Delachaux Niestlé).

Dubuffet, J.: Katalog der Collection de l'art brut. Lausanne.

Freud, S. (1911): Formulierungen über die zwei Prinzipien psychischen Geschehens. G. W., Bd. VIII. Frankfurt/M. (Fischer) 1960 ff.

Freud, S. (1922a): Das Ich und das Es. G. W., Bd. XIII.

Greenacre, P. (1945): The Biologic Economy of Birth. In: *The Psychoanalytic Study of the Child*, Bd. 1, New York.

Grözinger, W. (1977): Kinder kritzeln, malen, zeichnen. München (Prestel Verlag).

Haas, E. (1980): Spuren einer Grundsprache. In: Die Prinzhornsammlung. Königstein/Ts. (Athenäum Verlag).

Hartmann, H. (1958): Ich-Psychologie und Anpassungsproblem. Stuttgart (Klett), 3. Aufl. 1975.

Hartmann, H. (1964): Ich-Psychologie. Studien zur Psychoanalytischen Theorie. Stuttgart (Klett) 1972.

Herrigel, E. (1953): Zen in der Kunst des Bogenschießens. Weilheim (O. W. Barth Verlag), 20. Aufl. 1981.

Hetzer, H. (1926): Die symbolische Darstellung in der frühen Kindheit. In: *Wiener Arb. z. pädag. Psychol.*, Heft 3, Wien/Leipzig 1926.

Jacobi, J. (1977): Vom Bilderreich der Seele. Olten (Walter Verlag).

Jacobi, J. (1977): Die Psychologie C. G. Jungs. Frankfurt/M. (Fischer).

Janssen, P. (1982): Mal- und Musiktherapie psychoanalytisch gesehen. In: *Psyche*, 8/82, Stuttgart (Klett-Cotta).

Jung, C. G. (1928): Die Beziehung zwischen dem Ich und dem Unbewußten. Studienausgabe. Olten (Walter Verlag) 1971.

Jung, C. G. (1928): Über psychische Energetik und das Wesen der Träume. Studienausgabe. Olten (Walter Verlag) 1971.
Jung, C. G. (1930): Seelenprobleme der Gegenwart. Zürich (Rascher) 1969.
Kast, V. (1974): Kreativität in der Psychologie von C. G. Jung. Zürich, Diss.
Kellogg, Rh. (1970): Analysing children's art. Palo Alto (Mayfield Publishing Company).
Kerschensteiner, G. (1905): Die Entwicklung der zeichnerischen Begabung. München (Gerber).
Kramer, E. (1975): Kunst als Therapie mit Kindern. München/Basel (Reinhardt).
Krötzsch, W. (1917): Rhythmus und Form in der freien Kinderzeichnung. In: Allgemeine Pädagogische Schriften, Bd. 7. Leipzig (Dürr'sche Buchhandlung).
Kükelhaus, H. (1979): Organismus und Technik. Frankfurt/M. (Fischer).
Landau, E. (1971): Psychologie der Kreativität. München (Reinhardt Verlag).
Luquet, G. H. (1927): Le Dessin Enfantin. Neuchâtel (Delachaux Niestlé) 1967.
Mahler, M., Pine, F., und Bergmann, A. (1975): Die psychische Geburt des Menschen. Frankfurt/M. (Fischer) 1978.
Matussek, P. (1974): Kreativität als Chance. München/Zürich (Piper).
Meiss, G. (1931): Sinn und Wert der Kinderkunst. Breslau (Goerlich).
Metzger, W. (1949): Die Grundlagen der Erziehung zur schöpferischen Freiheit. Frankfurt/M. (Waldemar Kramer Verlag).
Mühle, G. (1975): Entwicklungspsychologie des zeichnerischen Gestaltens. Berlin (Springer Verlag).
Müller-Braunschweig, H. (1977): Aspekte einer psychoanalytischen Kreativitätstheorie. In: *Psyche*, 9/77, Stuttgart (Klett-Cotta).
Navratil, L. (1965): Schizophrenie und Kunst. München (Deutscher Taschenbuch Verlag).
Neumann, E. (1980): Kunst und schöpferisches Unbewußtes. Zürich (Daimon).
Perls, F. (1969): Gestalttherapie in Aktion. Stuttgart (Klett-Cotta), 3. Aufl. 1979.
Piaget, J. (1967): Biologie und Erkenntnis. Conditio Humana. Frankfurt/M. (Fischer) 1974.
Piaget, J. (1926): Das Weltbild des Kindes. Frankfurt/Berlin (Ullstein) 1980.
Piaget, J. (1974): Theorien und Methoden der modernen Erziehung. Frankfurt/M. (Fischer).
Picasso, P. (1954): Wort und Bekenntnis. Zürich (Arche).
Prinzhorn, H. (1923): Bildnerei der Geisteskranken. Berlin (Springer), 3. Aufl. 1983.
Read, H. (1968): Erziehung durch Kunst. München (Droemer Knaur Verlag).
Rogers, C. R. (1976): Entwicklung der Persönlichkeit. Stuttgart (Klett-Cotta), 5. Aufl. 1985.
Seiler, Th. B. (1979): Genetische Kognitionstheorie, Persönlichkeit und Thera-

pie. In: Nicolas Hoffmann (Hrsg.): Grundlagen kognitiver Therapie. Bern/ Stuttgart/Wien (Hans Huber).
Spielrein, S. (1931): Kinderzeichnungen bei offenen und geschlossenen Augen. Untersuchungen über die unterschwelligen kinästhetischen Vorstellungen. In: *Imago*, Zeitschrift für Psychoanalyt. Pädagogik, 17, Wien.
Spitz, R. (1965): Vom Säugling zum Kleinkind. Stuttgart (Klett-Cotta), 8. Aufl. 1985.
Stern, A. (1966): Une grammaire de l'art enfantin. Neuchâtel (Delachaux Niestlé).
Stern, A. (1968): Une nouvelle compréhension de l'art enfantin. Neuchâtel (Delachaux Niestlé).
Stern, A. (1970): Initiation à l'éducation créatrice. Montreal (Education Nouvelle).
Stern, A. (1973): L'expression. Neuchâtel (Delachaux Niestlé).
Strauss, M. (1977): Von der Zeichensprache des kleinen Kindes. Stuttgart (Verlag freies Geistesleben).
Widlöcher, D. (1974): Was die Kinderzeichnung verrät. München (Kindler).

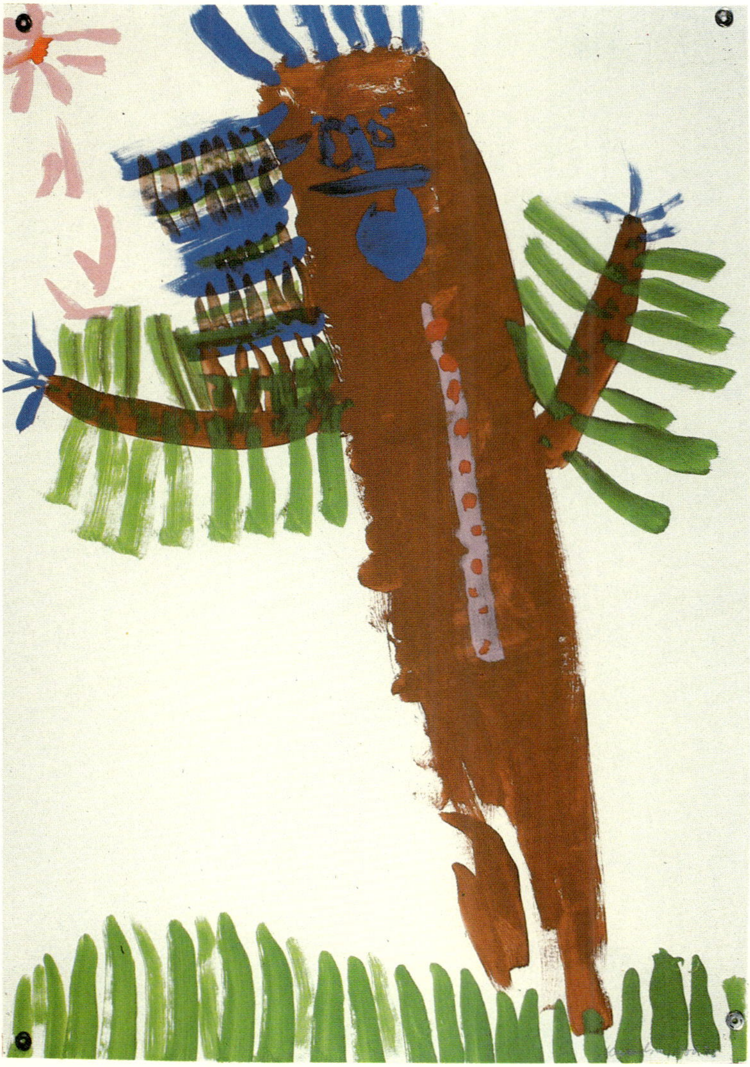

1 ■ Alexandra 4 Jahre, 9 Monate

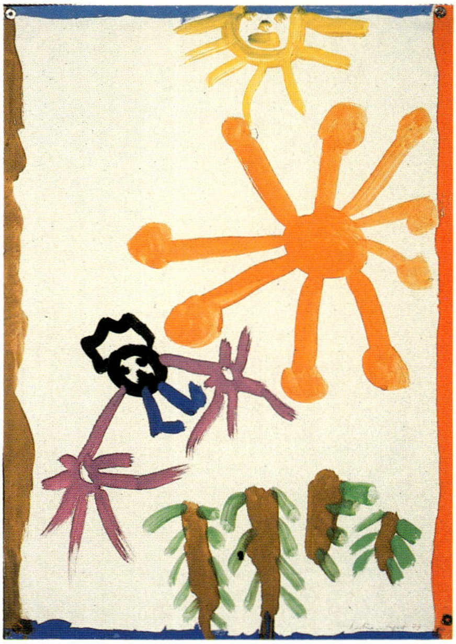

2 ■ Martina 5 Jahre

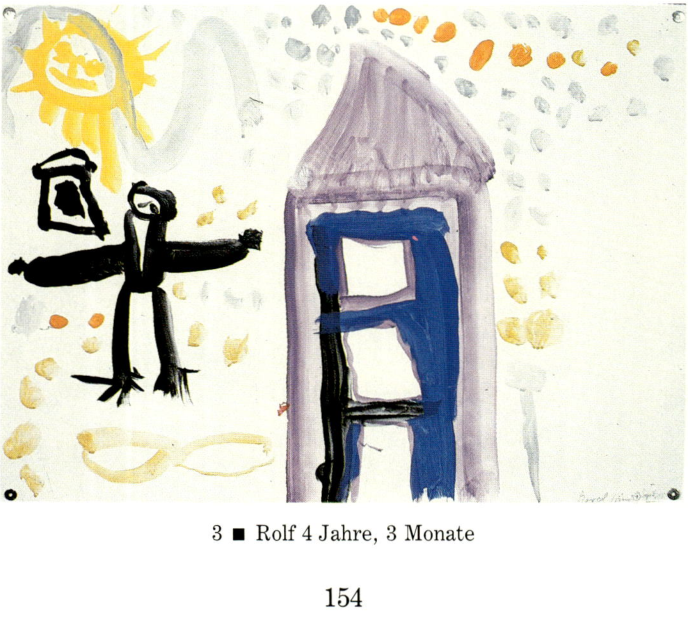

3 ■ Rolf 4 Jahre, 3 Monate

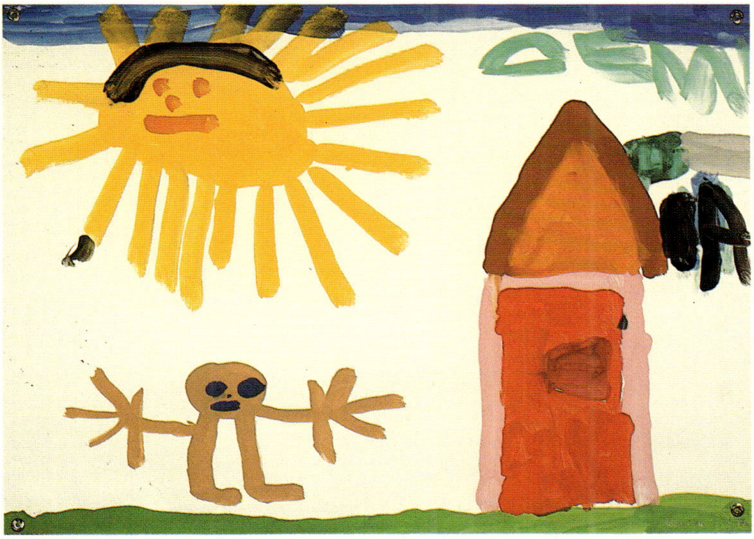


4 ■ Demian 4 Jahre, 7 Monate

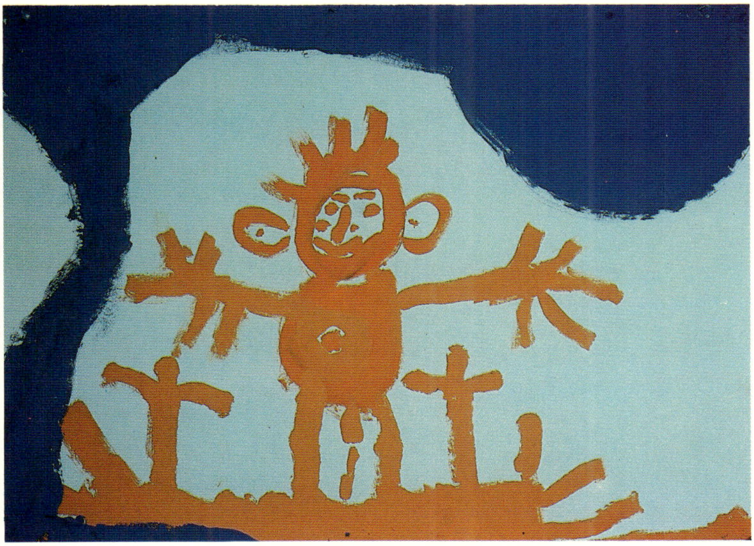

5 ■ Oliver 5 Jahre, 1 Monat

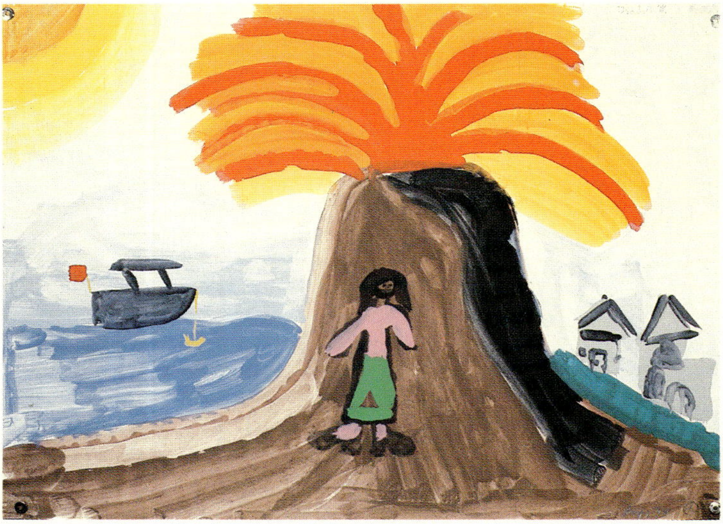

6 ■ Isabelle 9 Jahre, 2 Monate

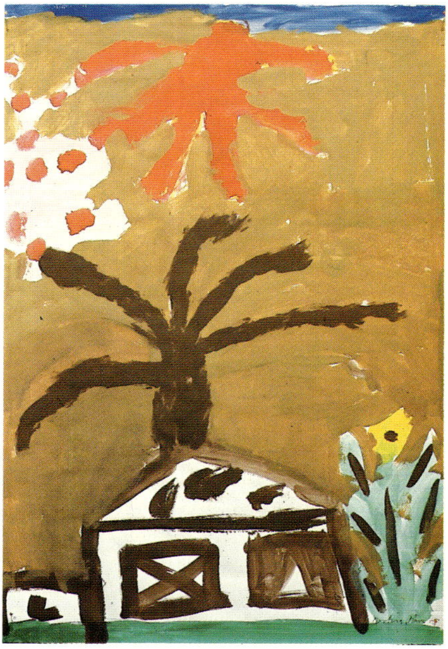

7 ■ Martina 6 Jahre, 4 Monate

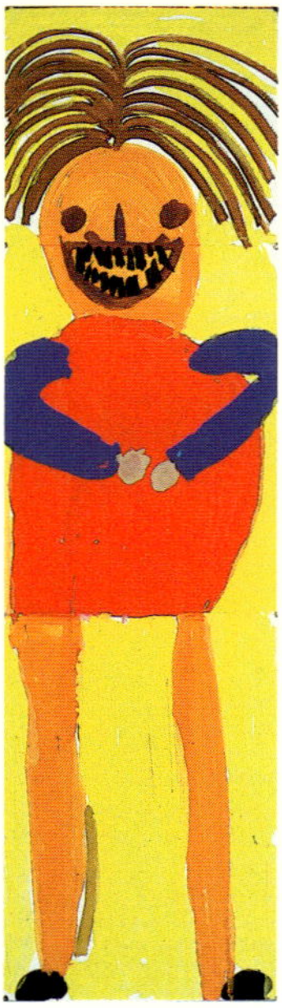

8 ■ Thomas 7 Jahre, 9 Monate

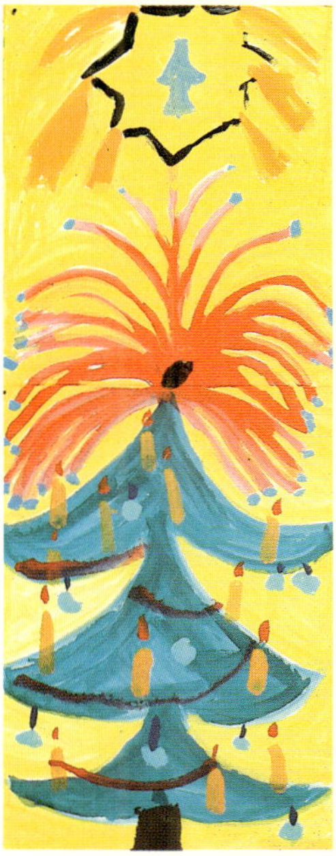

9 ■ Andi 8 Jahre, 6 Monate

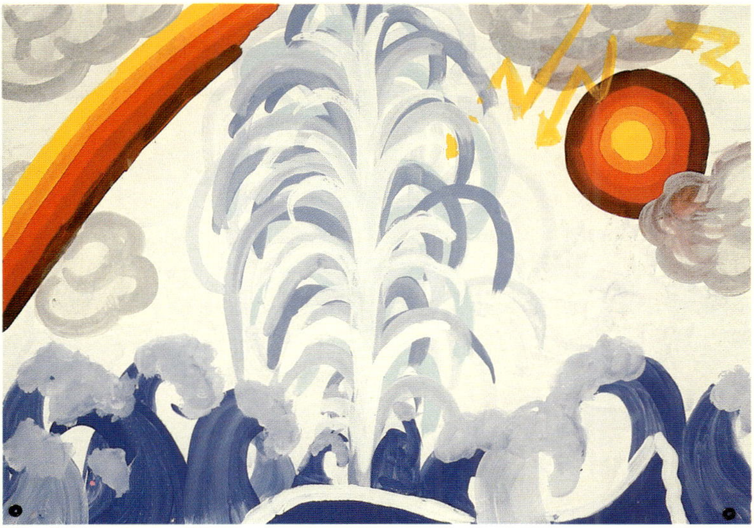

10 ■ Anja 12 Jahre, 7 Monate

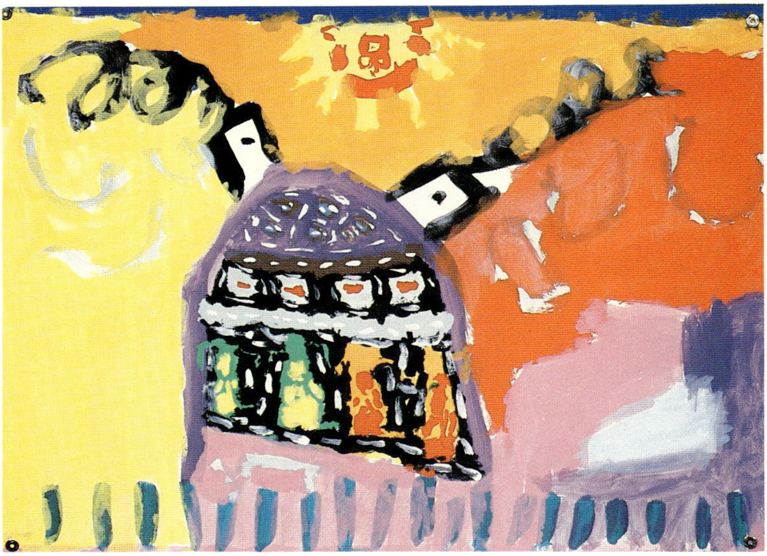

11 ■ Martina 5 Jahre, 5 Monate

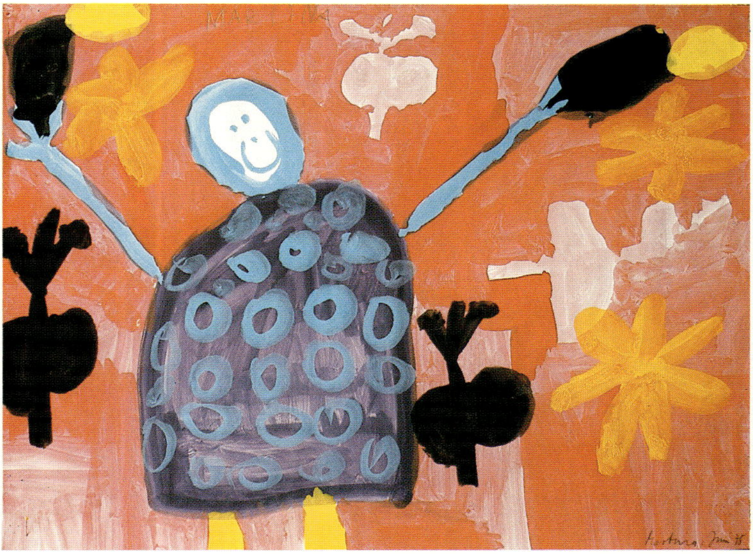

12 ■ Martina 6 Jahre, 2 Monate

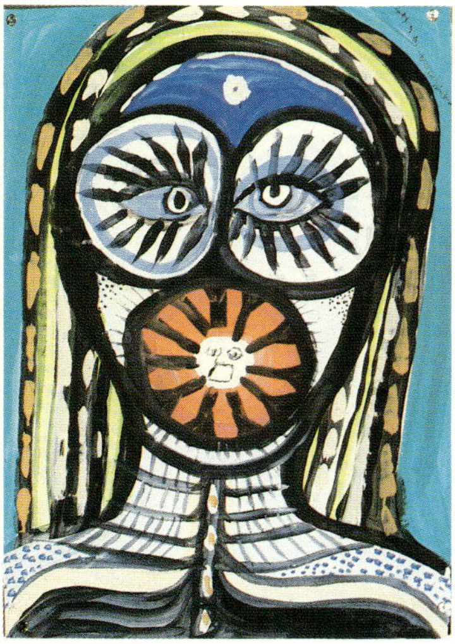

13 ■ Hedi 39 Jahre, 5 Monate

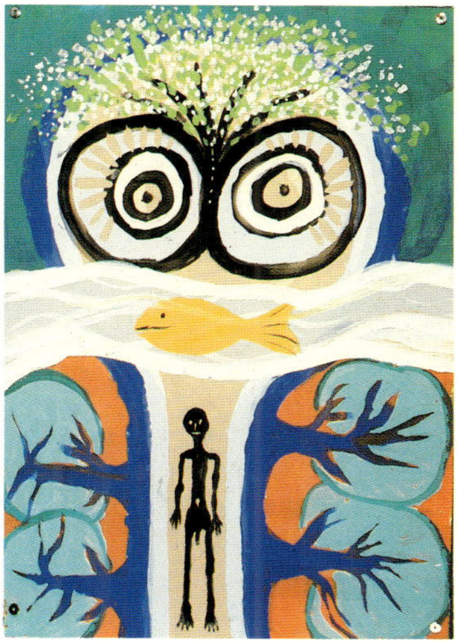

14 ■ Hedi 40 Jahre

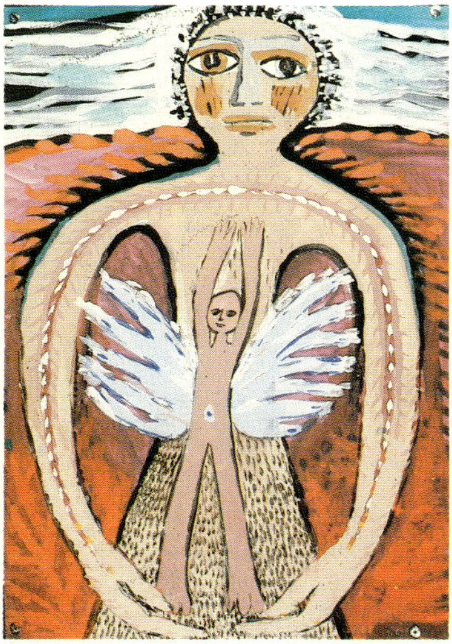

15 ■ Hedi 41 Jahre

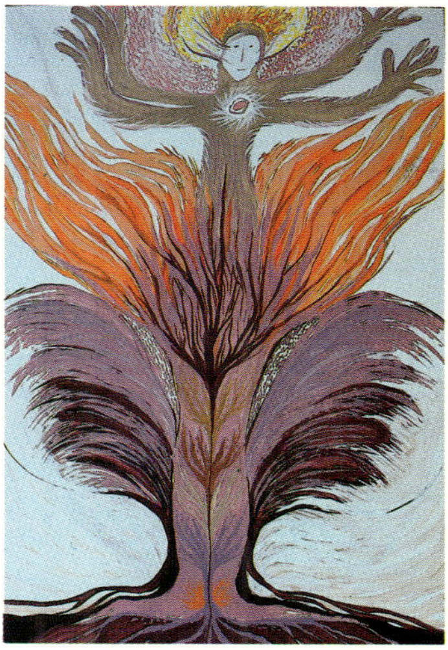

16 ■ Hedi 42 Jahre

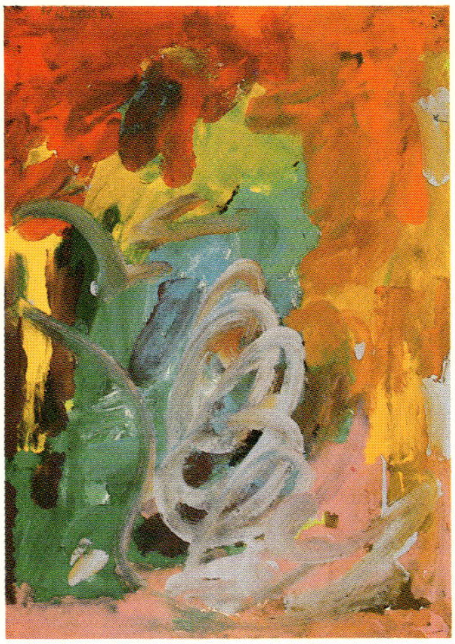

17 ■ Martina 4 Jahre

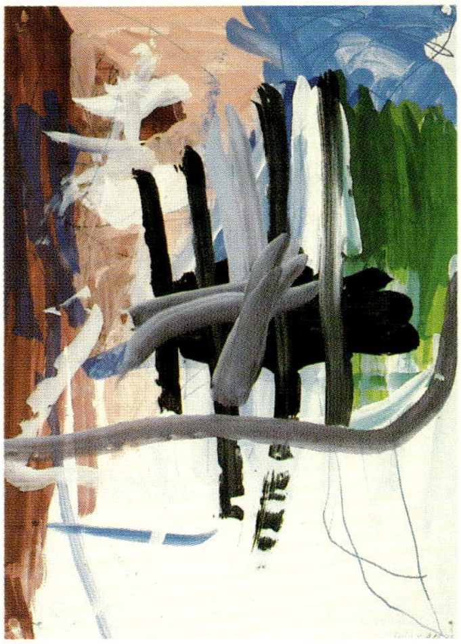

18 ■ Martina 4 Jahre

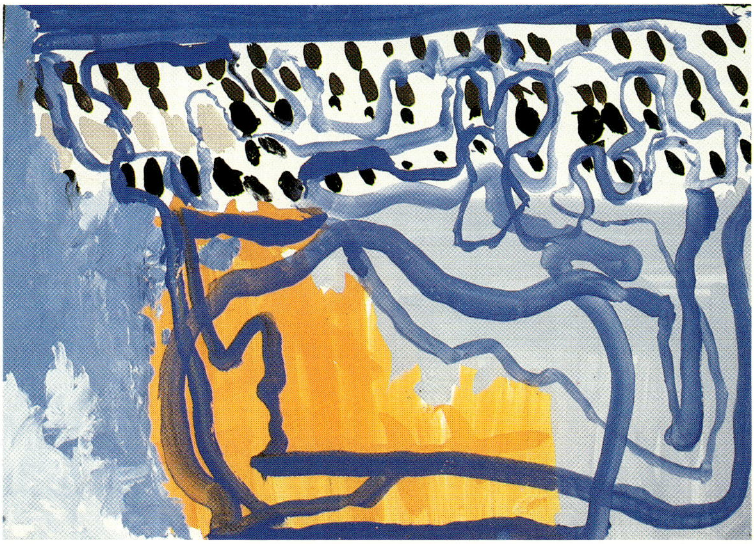

19 ■ Alain 4 Jahre, 5 Monate

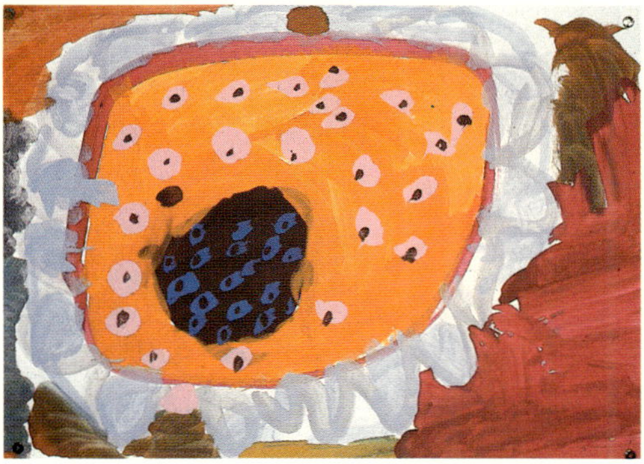

20 ■ Carla 5 Jahre

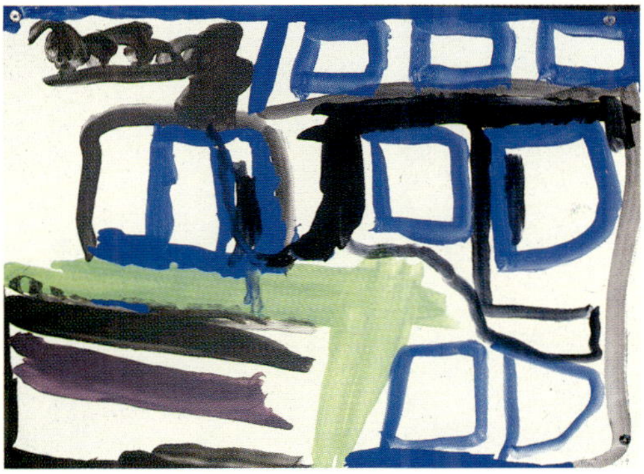

21 ■ Alain 5 Jahre, 2 Monate

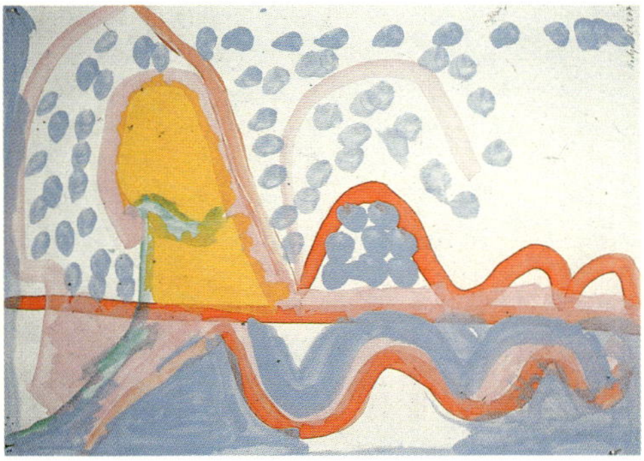

22 ■ Nadja 4 Jahre, 5 Monate

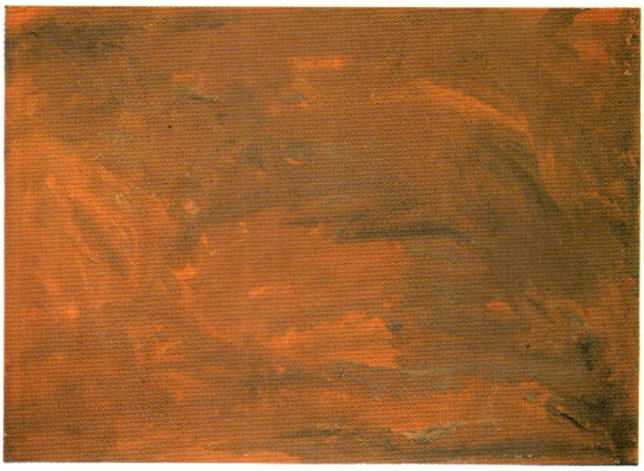

23 ■ Martina 4 Jahre, 5 Monate

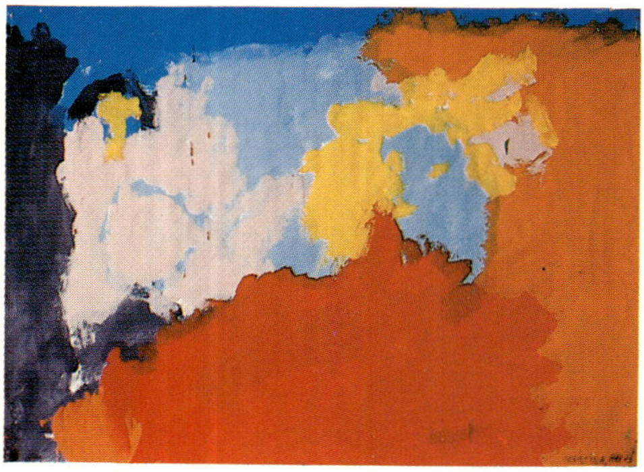

24 ■ Martina 4 Jahre, 8 Monate

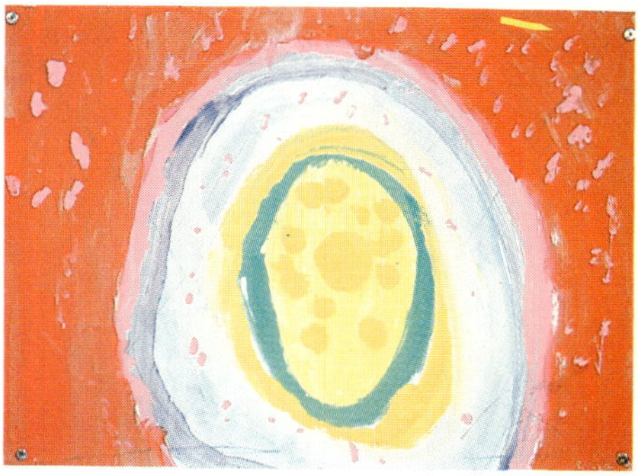

25 ■ Patricia 7 Jahre

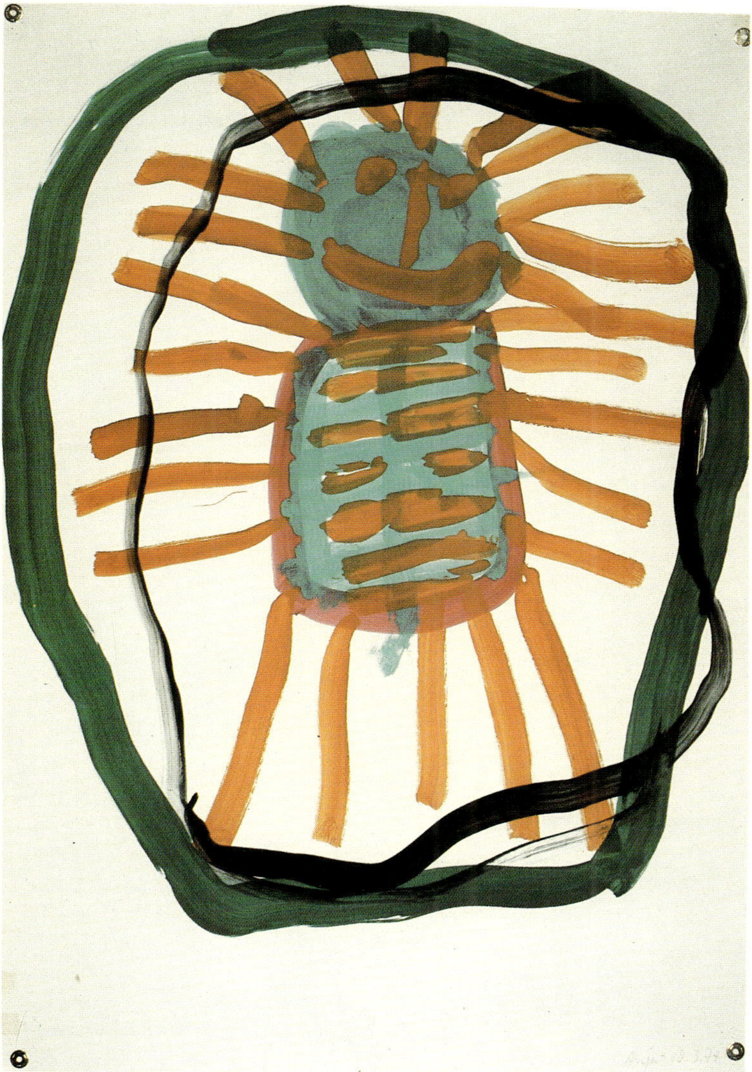

26 ■ Anja 5 Jahre

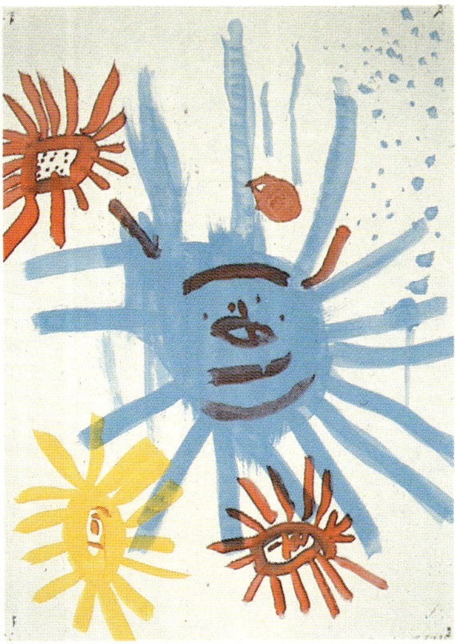

27 ■ Alexandra
4 Jahre, 3 Monate

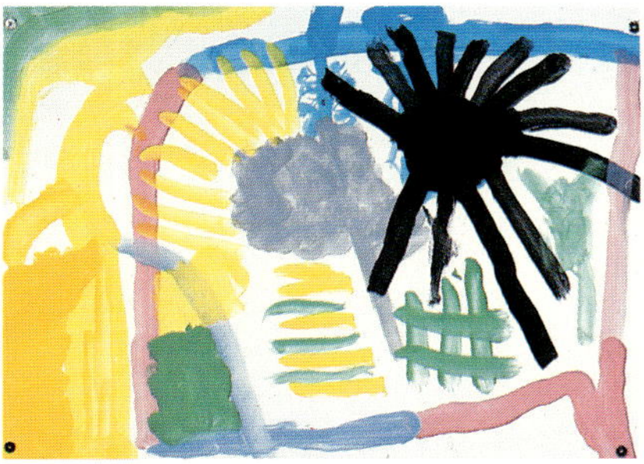

28 ■ Alexandra 4 Jahre

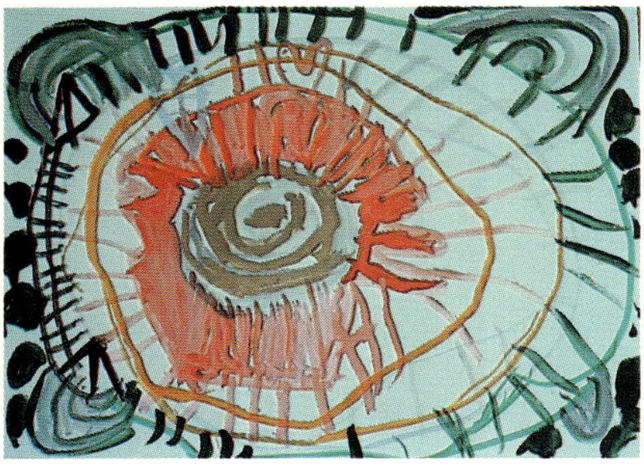

29 ■ Jonas 5 Jahre

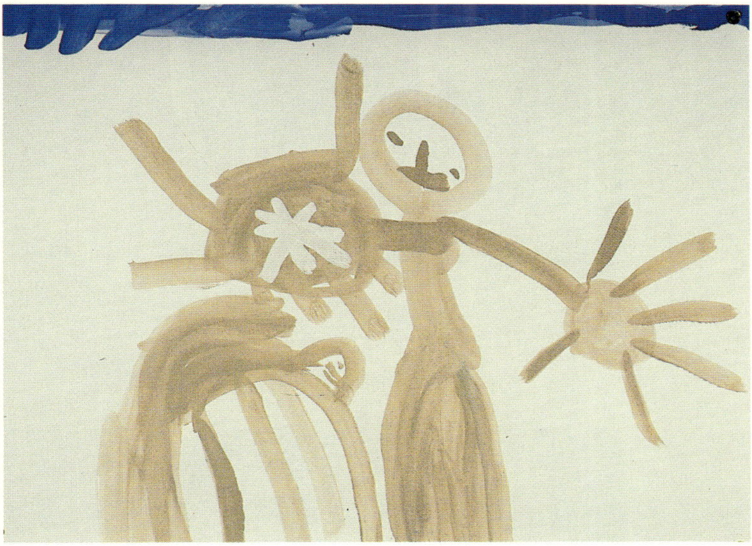

30 ■ Annina 4 Jahre, 7 Monate

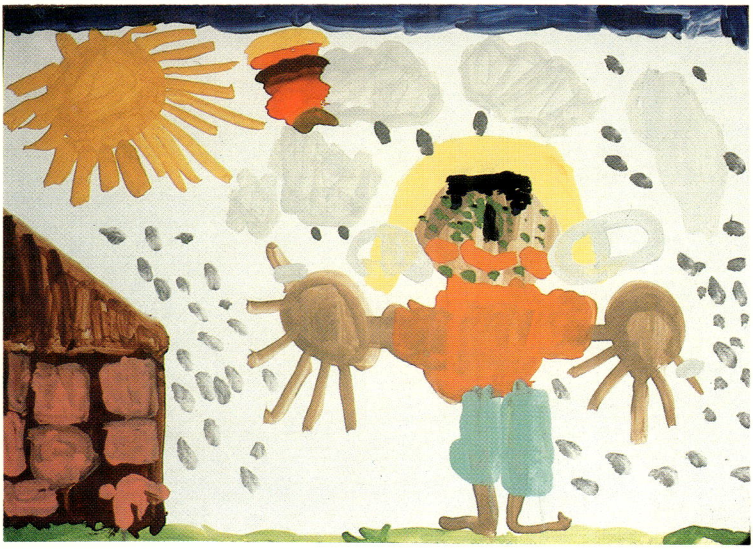

31 ■ Rachel 4 Jahre, 5 Monate

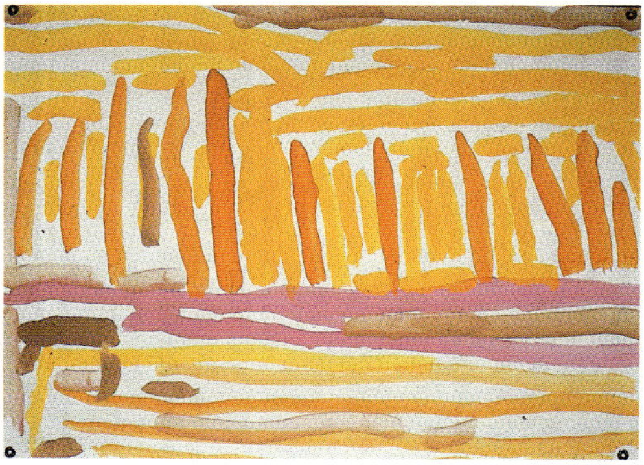

32 ■ Rebekka 4 Jahre, 8 Monate

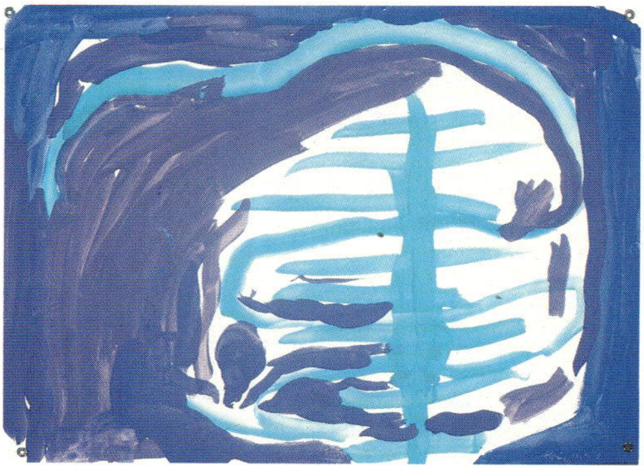

33 ■ Alain 5 Jahre

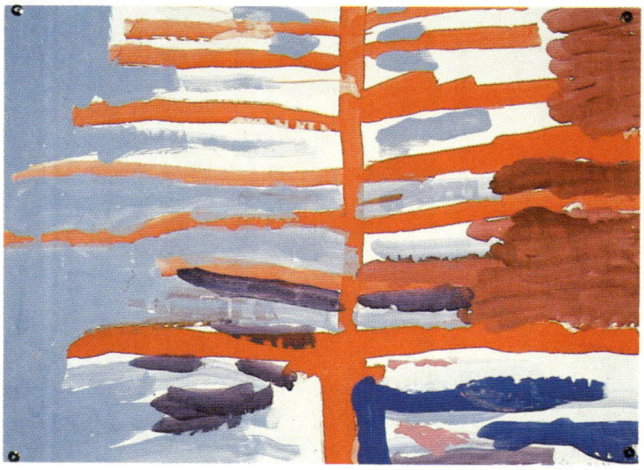

34 ■ Rebekka 4 Jahre, 11 Monate

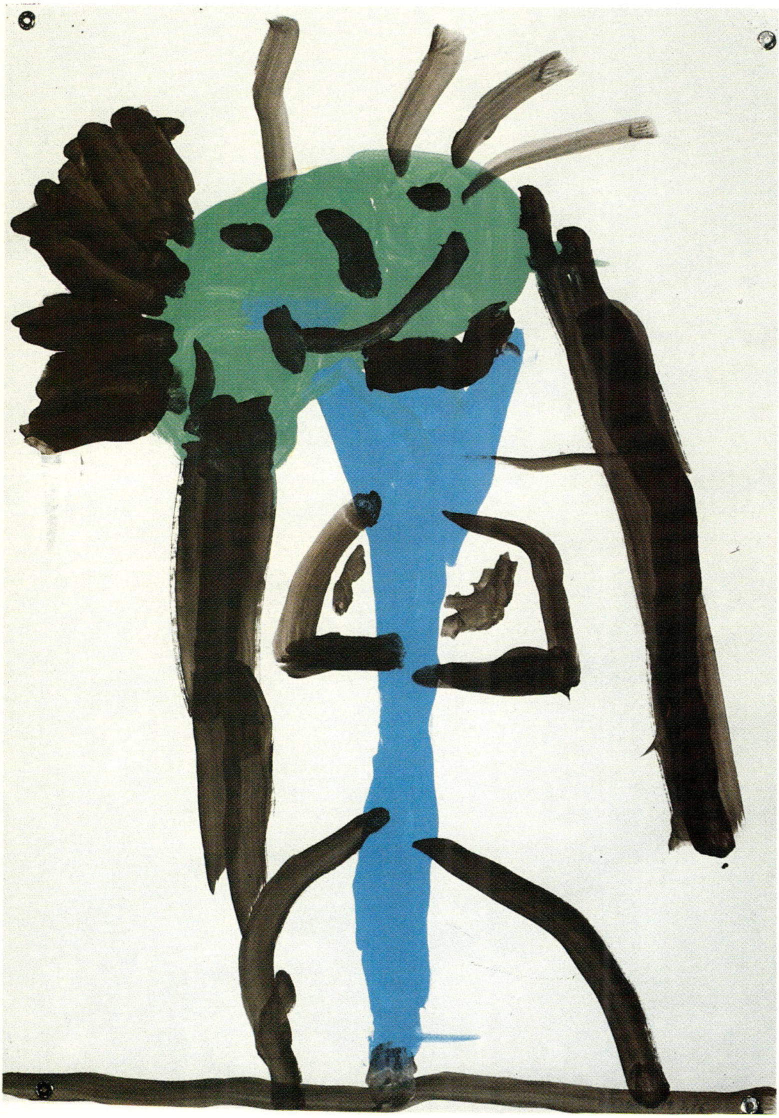

35 ■ Oliver 5 Jahre, 1 Monat

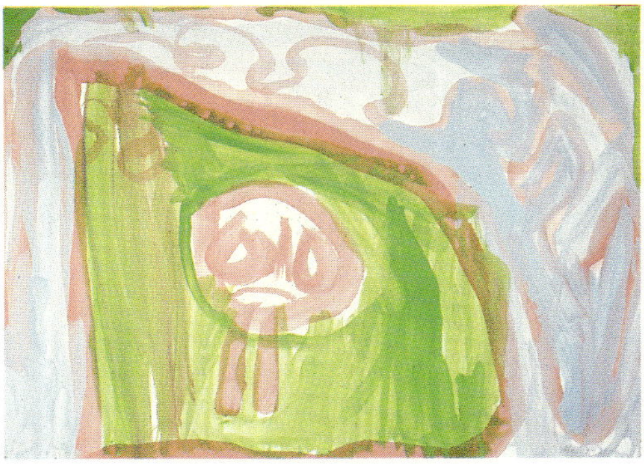

36 ■ Alain 4 Jahre, 5 Monate

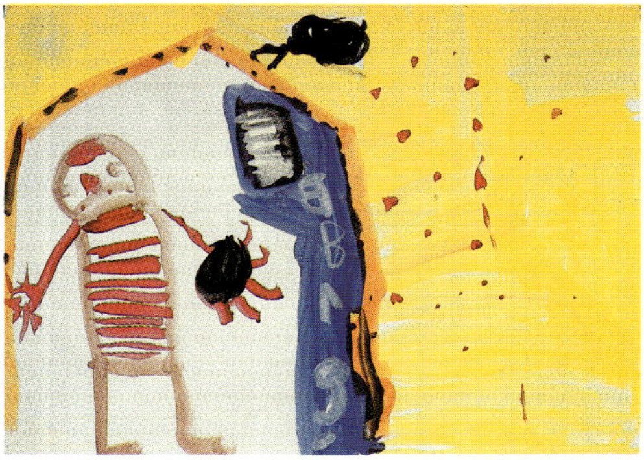

37 ■ Manuel 5 Jahre, 9 Monate

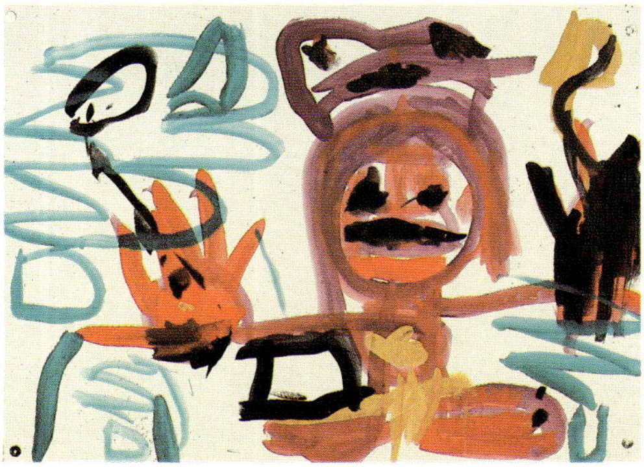

38 ■ Alain 6 Jahre

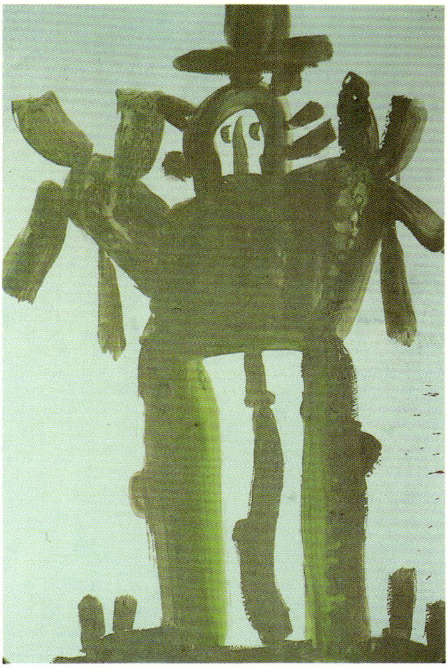

39 ■ Andrea 5 Jahre, 7 Monate

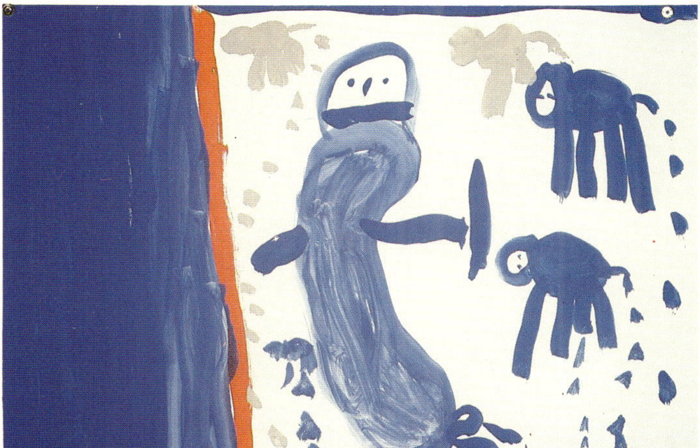

40 ■ Michael 6 Jahre, 3 Monate

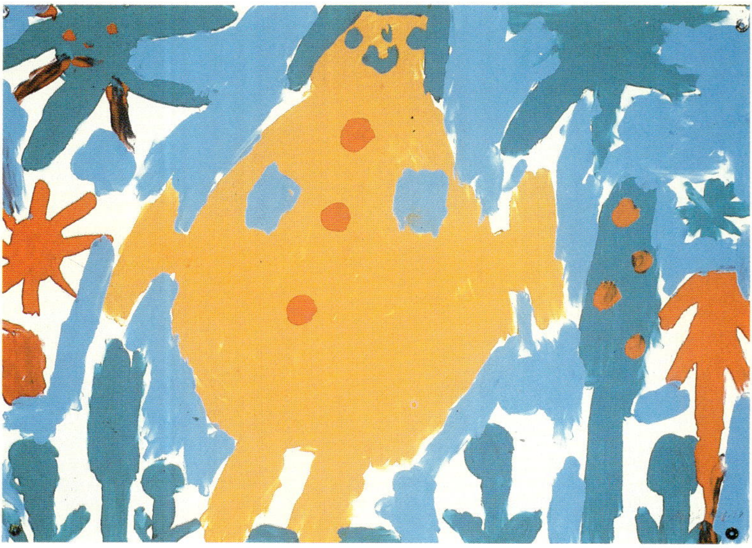

41 ■ Nadja 6 Jahre

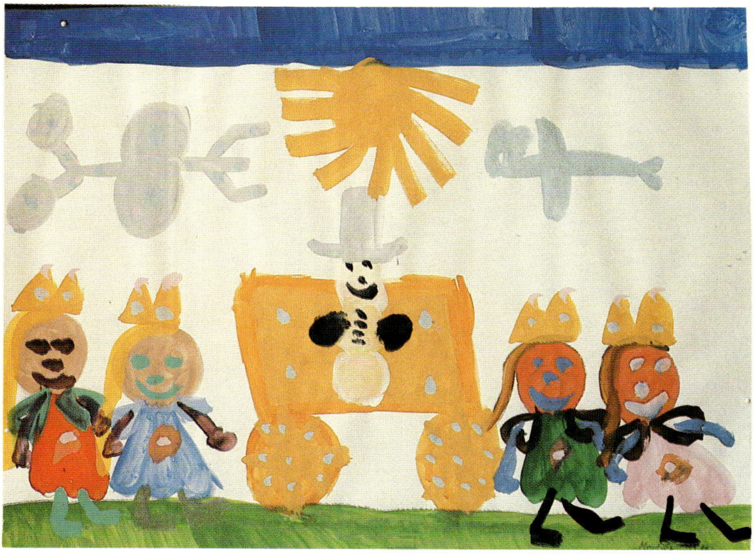

42 ■ Martina 7 Jahre, 6 Monate

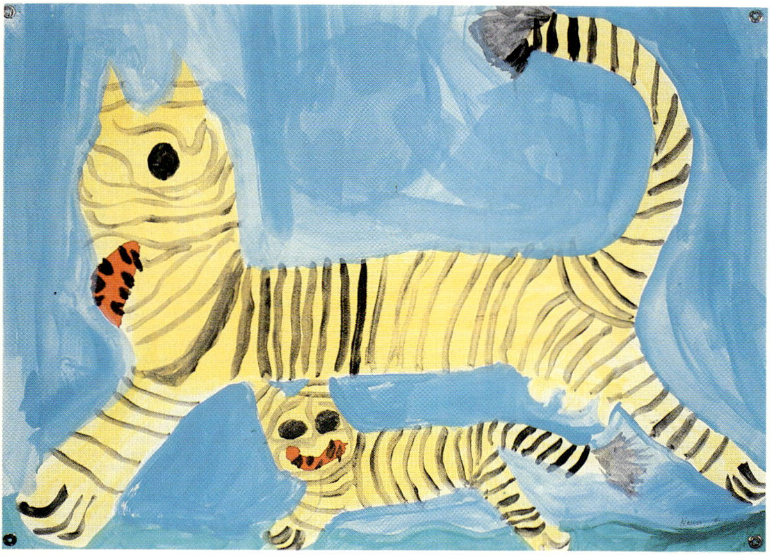

43 ■ Hans 7 Jahre, 10 Monate

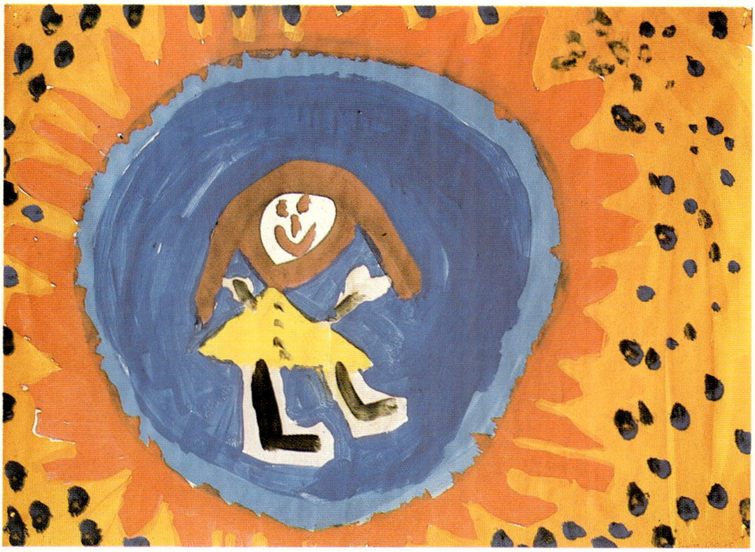

44 ■ Sandra 7 Jahre

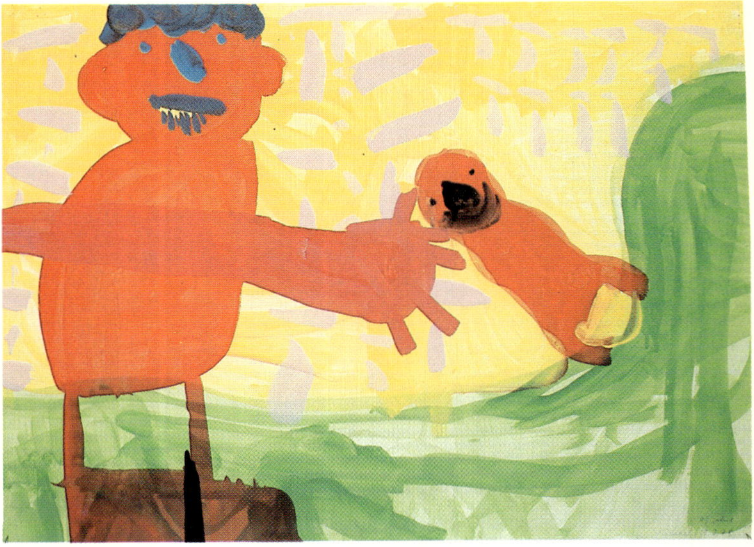

45 ■ Michi 6 Jahre, 9 Monate

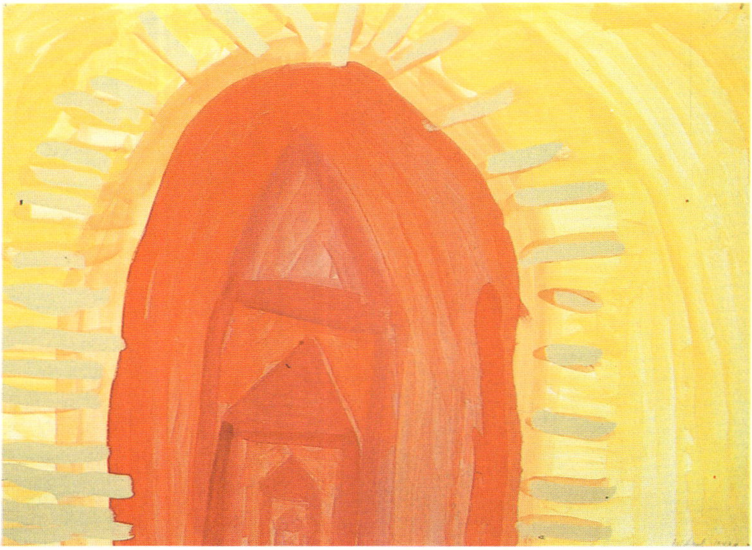

46 ■ Michi 7 Jahre

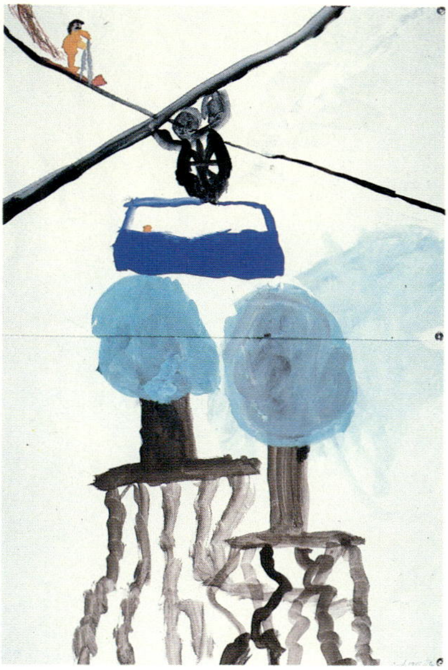

47 ■ Plinio 6 Jahre, 5 Monate

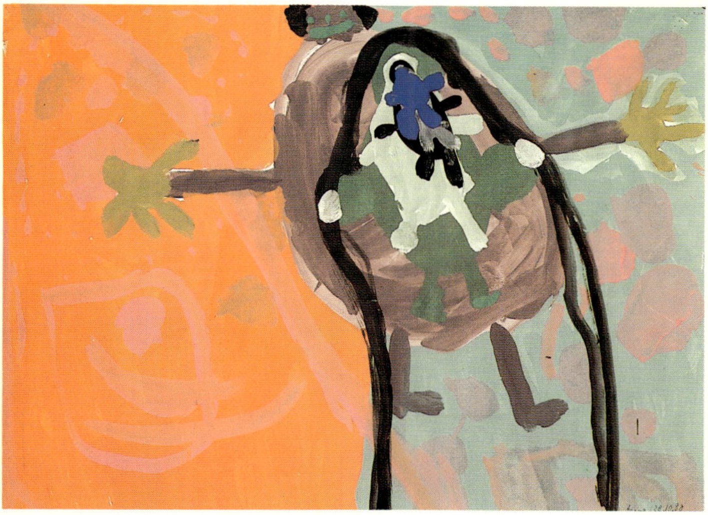

48 ■ Annina 6 Jahre

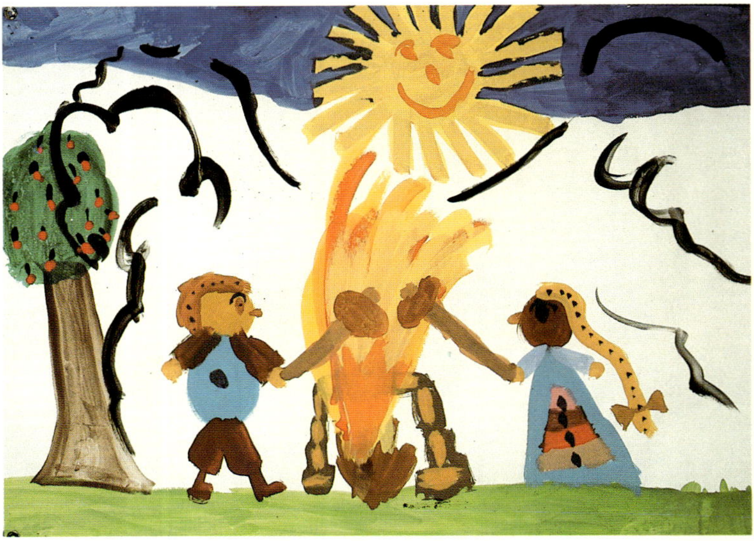

49 ■ Martina 7 Jahre, 9 Monate

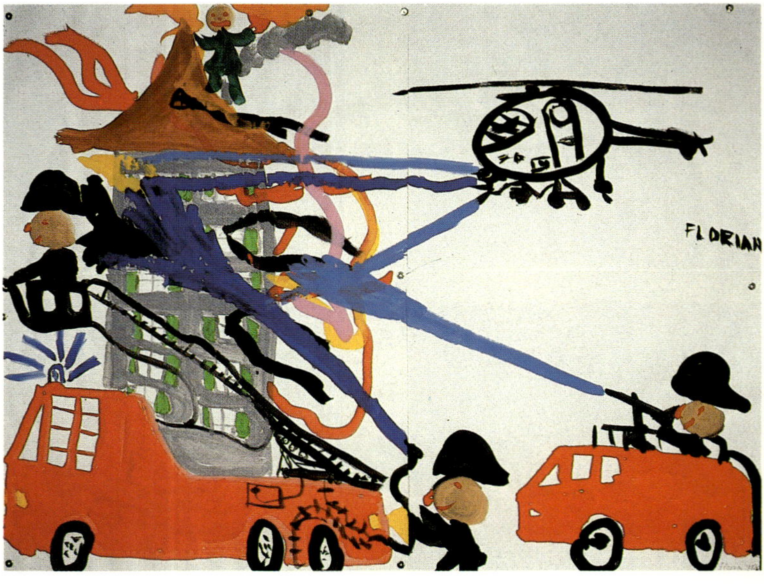


50 ■ Florian 8 Jahre

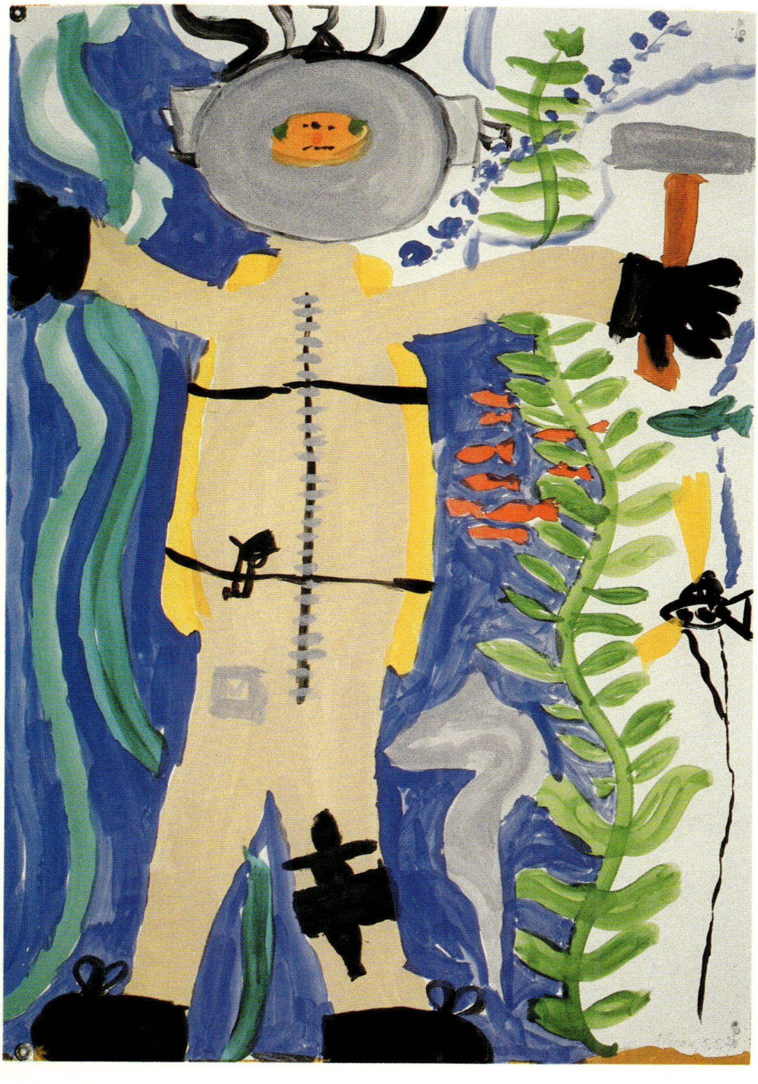

51 ■ Florian 7 Jahre, 10 Monate

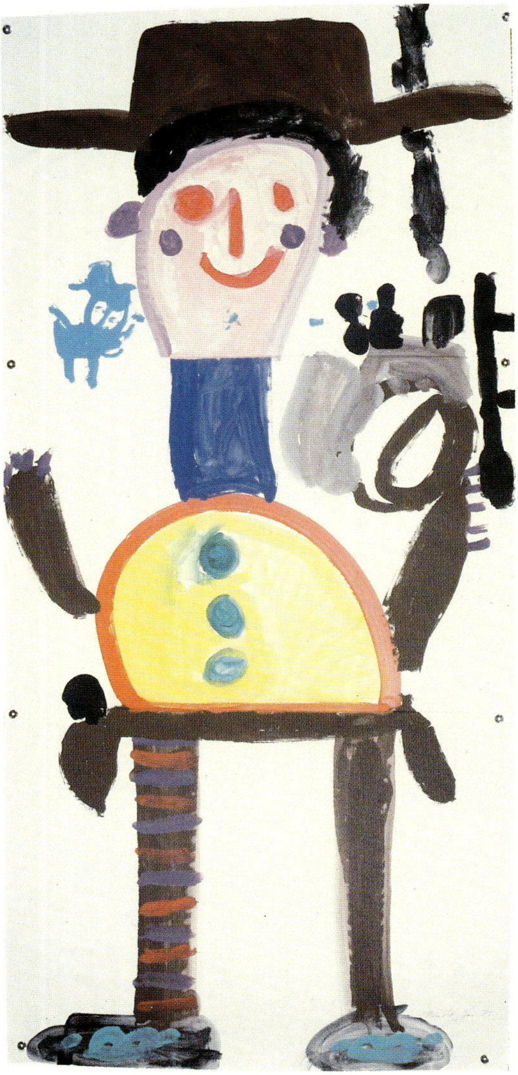

52 ■ Benoit 8 Jahre